Jetzt hamma den Kaffee!

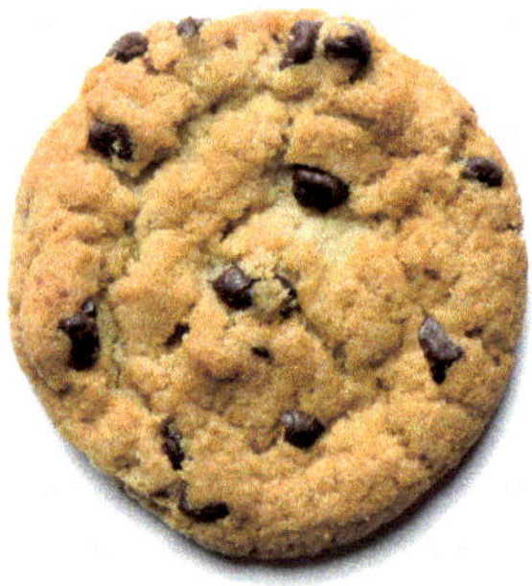
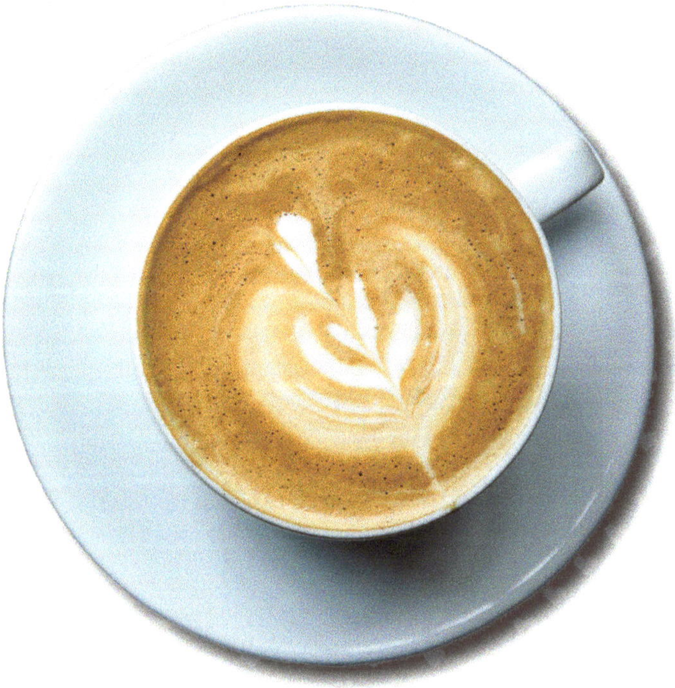

Jetzt hamma den Kaffee!

Wie ich mir den Traum vom eigenen Café erfüllte

von

kerstin renner

Lektorat / Korrektorat: Conny Sellner

Fotos: Nicole Heiling Photography / Wirlphoto

Layout / Umschlaggestaltung: Lisa Keskin

Verlag: myMorawa von Dataform Media GmbH, Wien

www.mymorawa.com

202021032

PRINTED IN AUSTRIA

ISBN Paperback: 978-3-99125-816-2

ISBN Hardcover: 978-3-99125-815-5

Inhalt

Mein Bauch hat es mir gesagt 26

Café Zeitgenossin 28

Kaffee, igitt! 30

Ein Duft wie ein Lachen 34

Scones, der Himmel auf Erden 36

Unverzichtbarer Begleiter für Scones: 40

Clotted Cream 40

Nimm Platz am Einhorntisch! 42

Ein Café voller Superheldinnen und Superhelden 46

One-Woman-Show mit Öffnungszeiten 47

Ein roter Fleck als Lehrmeister 52

Businessplan 56

Die erste Kontrolle 64

Tür zur Vergangenheit 68

Stammgäste 72

Online Dating im eigenen Café 82

Was sind wahre Freunde? 84

Ein Netzwerk, das passiert 86

Fuck Ups – Fettnäpfchen	90
Fotoshooting der anderen Art	94
Du kannst auch ziehen, aber das wird schwer…	99
Café mit Burggraben	101
Liebe-Leute-Treffen	102
Ein Märchen über mich	104
Kirstonia, das Fröschlein	105
Lachen als Lebenseinstellung	110
Ein Traum geht, ein anderer kommt	114
Dialog zwischen Liebe und Angst	116
Danksagung	121
Spät, aber doch: Das Cookies-Rezept	123

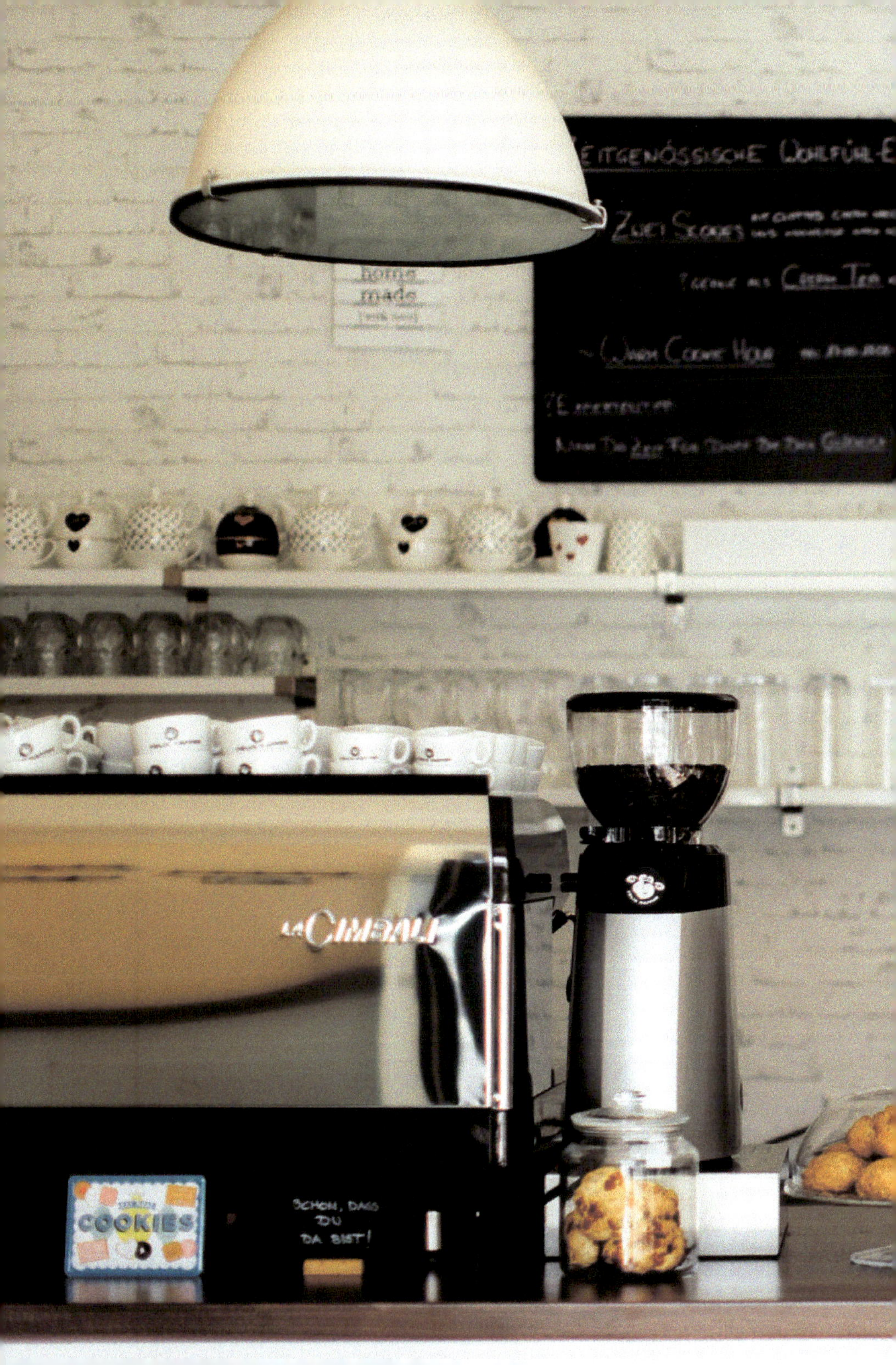
Zwei Scones
home
made
LA CIMBALI
COOKIES
SCHON, DASS
DU
DA BIST!

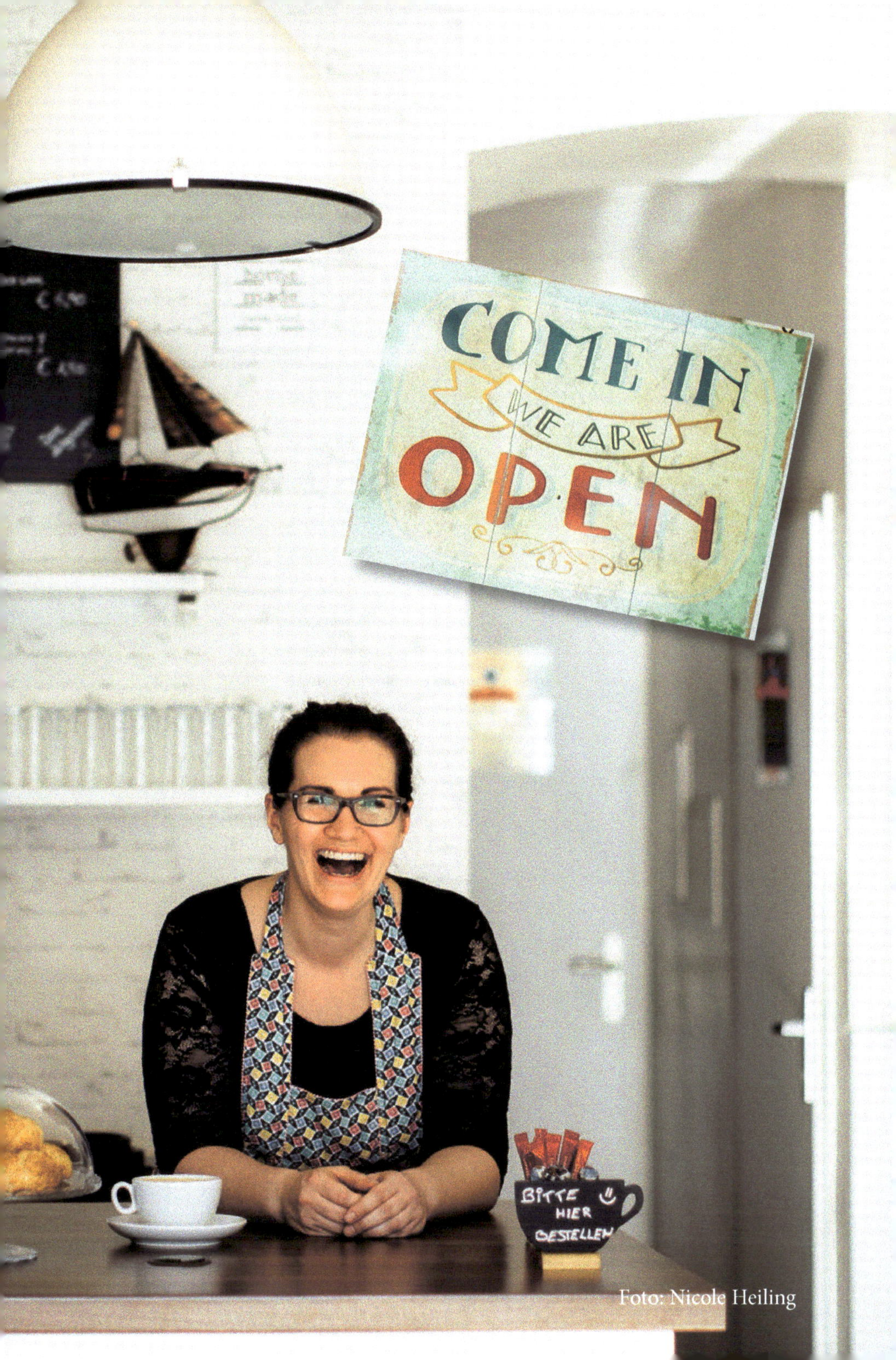

Foto: Nicole Heiling

„Was willst du jetzt machen?“

„Wie, du willst ein Café eröffnen?“

„Bist du verrückt?“

Das sind Auszüge aus den Gesprächen, die ich geführt habe, bevor ich mir meinen Traum von einem eigenen Café erfüllt habe. Plötzlich eine 180 Grad Wendung hinzulegen, um sich in der Gastronomie selbstständig zu machen, hat einfach niemand kommen sehen. Ich selbst am wenigsten, um ehrlich zu sein. Ich war glücklich und gut in dem, was ich davor gemacht habe: Arbeit mit Jugendlichen. Dann kam die Liebe zu Scones und damit ein neuer Weg. Auf genau diesen Weg will ich dich mit diesem Buch mitnehmen.

Viel Spaß auf der Achterbahnfahrt meines Lebens!

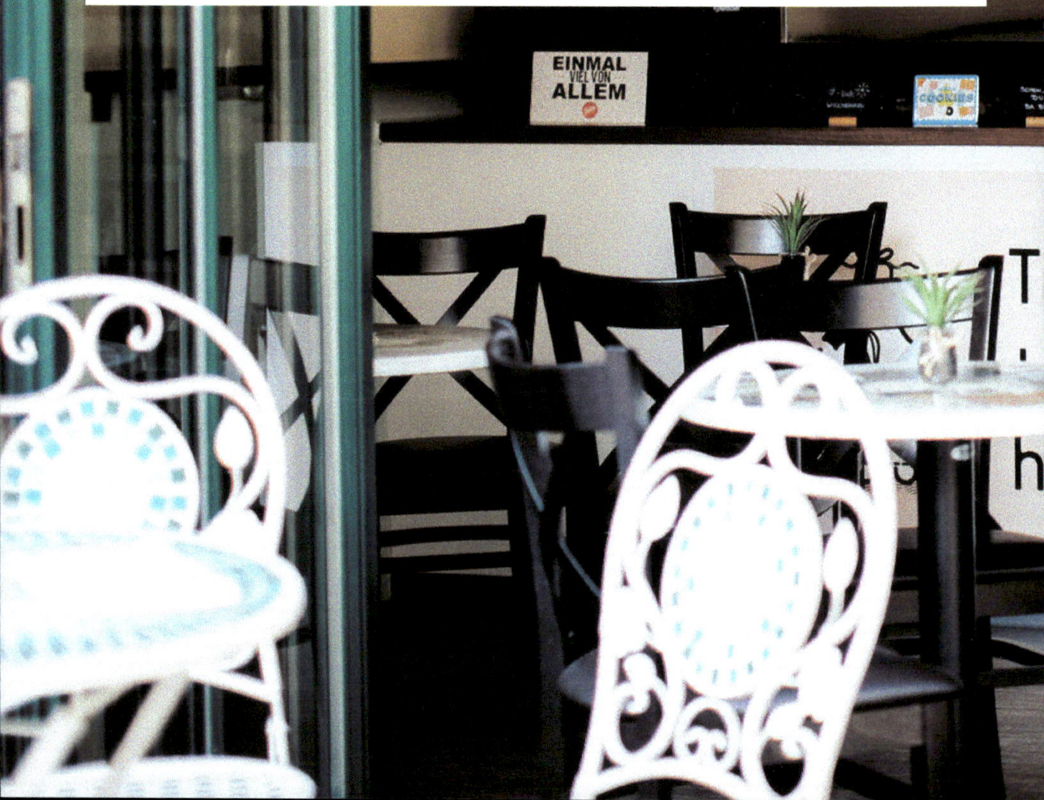

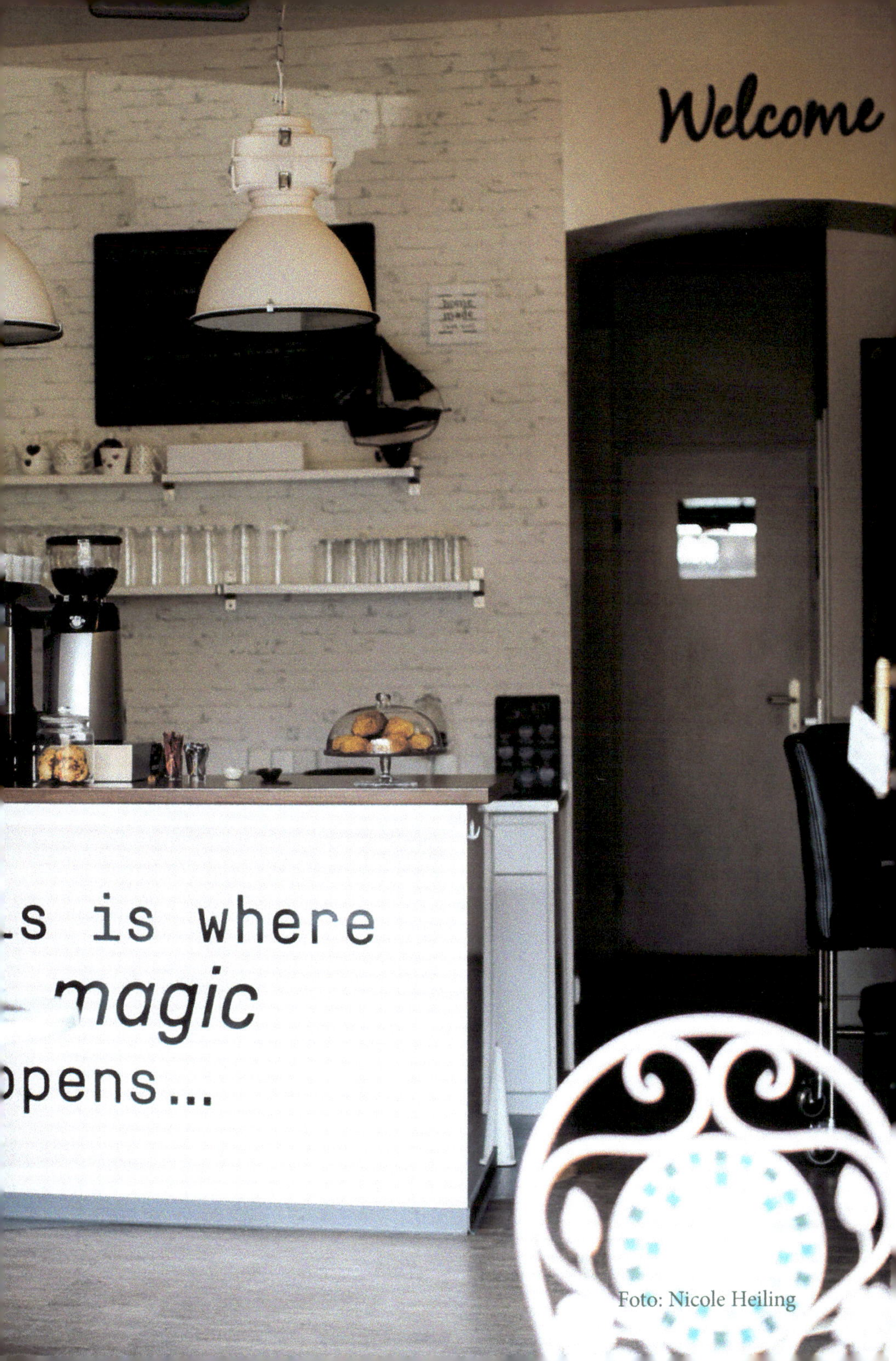

Foto: Nicole Heiling

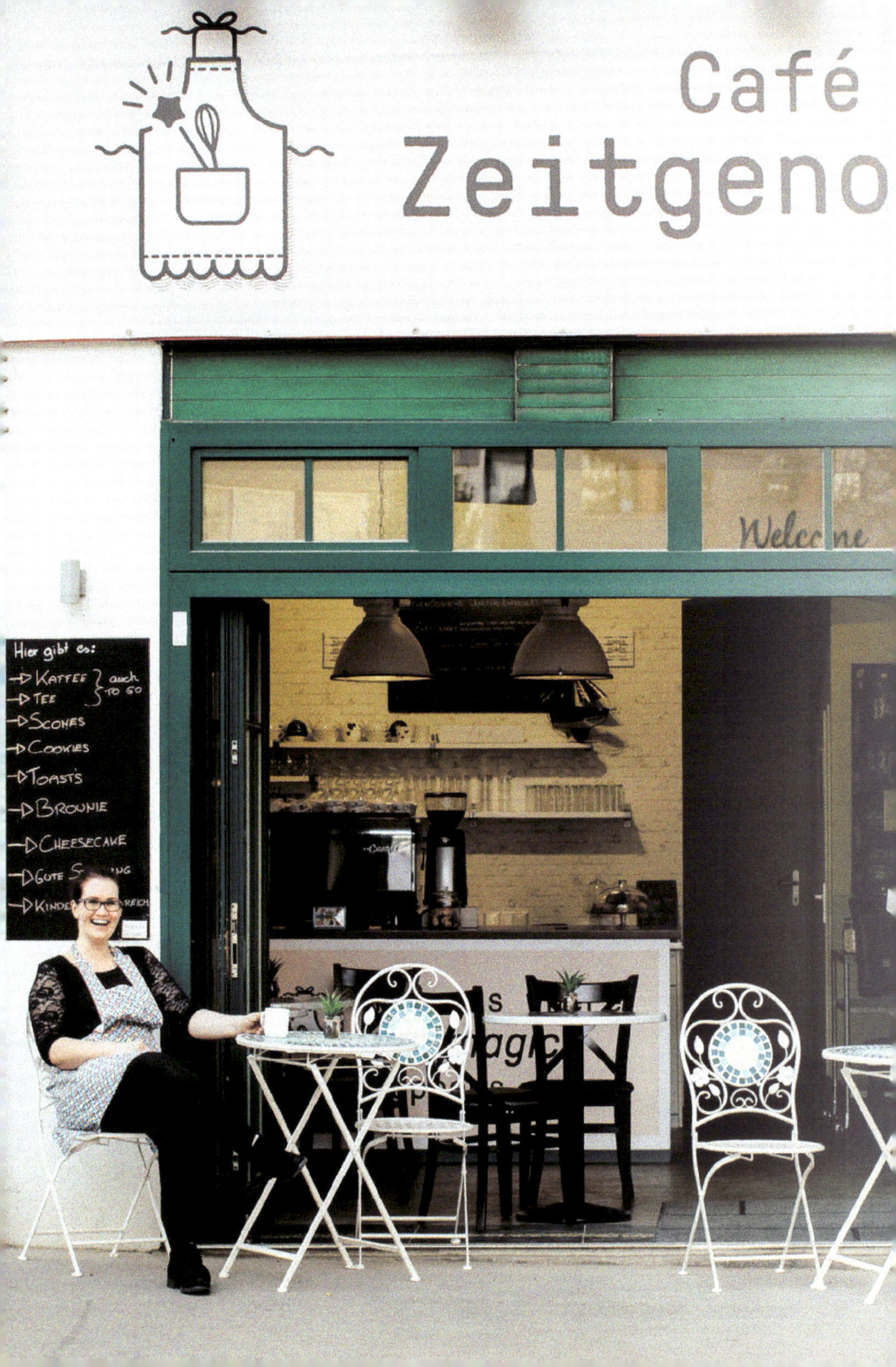
Café
Zeitgeno
Welcome
Hier gibt es:
Kaffee
Tee
auch to go
Scones
Cookies
Toasts
Brownie
Cheesecake

Meine Heldenreise begann am 16.Juli 1986, einem sonnigen Mittwoch. Ich kann mich zwar kaum an etwas erinnern – eigentlich an gar nichts – dennoch bin ich mir ganz sicher, dass ich damals schon eine Heldin war. Sind wir nicht alle als Helden und Heldinnen geboren? Selbst, wenn es sich in manchen Situationen definitiv anders anfühlt.

Auch ich kenne diese Tage, an denen ich wie ein Häufchen Elend zusammengekauert in meinem Bett liege und mir eine dicke Träne nach der anderen die Wangen hinunterläuft. Doch in dieser Geschichte geht es ums Leben der positiven Intensität. Sie handelt von vielen schönen Begegnungen, zauberhaften Momenten, einer Gabe, Mut, Vertrauen, Lehrmeistern, Liebe und Lachen. Ganz viel Lachen. Wie schön wäre es, wenn du mich lachen hören könntest, während du diese Zeilen liest. Ich lache nämlich tatsächlich mehr, als ich rede.

Foto: Nicole Heiling

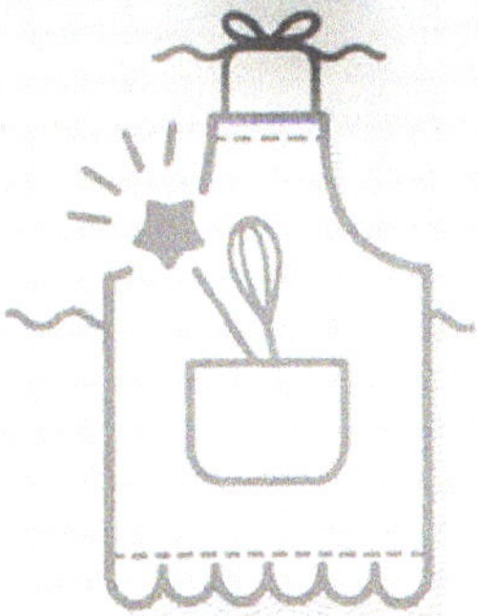

Ursprünglich bin ich von Beruf Sozialpädagogin, eine Aufgabe, die ich mit ganzem Herzen ausgeübt habe. Denn ich bin generell der Meinung, wir sollten mehr aufeinander schauen und füreinander da sein. Egal ob fremd oder bekannt. Liebe Worte, ein Lächeln oder eine nette Geste sind Samen, die wir streuen, und die wachsen dürfen. So hat es mich auf ein Segelschiff verschlagen. Ein sozialtherapeutisches Projekt mit Jugendlichen, welches sofort meine Begeisterung entfacht hat. Im Rahmen dieses Projekts segeln Jugendliche, Pädagogen sowie Pädagoginnen und Skipper gemeinsam herum. Wenn man mich fragt, wie ich diese Zeit empfunden habe, sage ich immer, sie war wundervoll und furchtbar zugleich. Dass ich seekrank bin, wusste ich schon im Vorfeld, aber das Ausmaß an Aggression und Gewalt, mit dem ich auf dem Segelschiff in Berührung kam, hat mich zutiefst schockiert. Wenn die Jugendlichen allerdings erst einmal Vertrauen gefasst haben, ist ein richtig schönes Arbeiten möglich und die Jugendlichen können endlich wieder Kind sein und annehmen. Nämlich genau diese Samen, die gestreut werden.

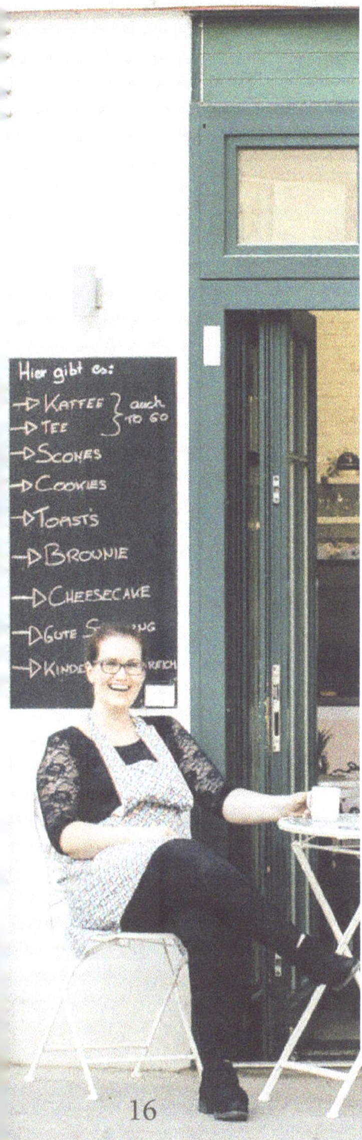
Hier gibt es:
Kaffee
Tee
auch to go
Scones
Cookies
Toasts
Brownie
Cheesecake

Während des Törns lebte ich sozusagen an meinem Arbeitsplatz, nämlich auf einer 21 Meter langen Nussschale. Ich hatte nur frei, wenn ich das Schiff tatsächlich verließ und einen Landgang machte. Als wir länger an der Südküste Englands unterwegs waren, verbrachte ich den Großteil meiner Freizeit in Tea-Rooms. Meine Bestellung war dabei immer dieselbe: ein Cream Tea. Das sind Scones mit Clotted Cream, Marmelade und ein Schwarztee mit Milch. Für mich der Himmel auf Erden. Im Kapitel Scones werde ich noch mehr davon schwärmen. Es war jedes einzelne Mal wie ein Kurzurlaub für mich und versorgte mich mit viel Energie. Danach ging ich wieder top motiviert aufs Schiff zurück.

Als der Segeltörn beendet war, stand für mich fest: Scones will ich in meinem Leben haben! Zurück in Wien machte ich mich also auf die Suche nach Scones, doch ich fand sie nirgends so, wie ich mir das vorgestellt habe. Also beschloss ich: Ich mach einfach selbst ein Café mit Scones auf. Um ganz ehrlich zu sein, hat es mein Bauch beschlossen. Im sozialen Bereich gab es zu dem Zeitpunkt nämlich kein Projekt, welches mich begeistert hat. Außerdem backe ich gut und ich plaudere gern mit Leuten. Das waren die besten Voraussetzungen aus meiner Sicht, somit war auch mein Kopf an Bord. Erfahrung in der Gastronomie hatte ich zu diesem Zeitpunkt so gut wie keine, doch mein Leitspruch ist: Mit Liebe und Lachen lässt sich alles besser machen. Erstens reimt er sich, und zweitens habe ich von beidem mehr als genug zu bieten.

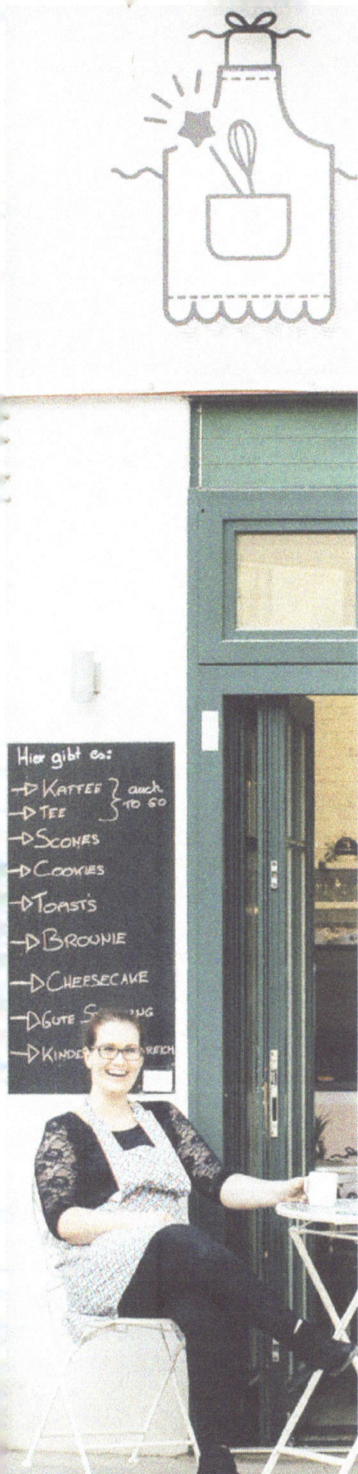
Hier gibt es:
Kaffee
Tee
auch to go
Scones
Cookies
Toasts
Brownie
Cheesecake

Ich habe also die Befähigung fürs Gastgewerbe gemacht, ein Konzept geschrieben, einen Kredit aufgenommen, eine Immobilie gesucht und angemietet. Zwischen der Rückkehr vom Segelschiff und der Eröffnung meines eigenen Cafés lagen ziemlich genau sechs Monate. Im Oktober 2017 eröffnete ich mein eigenes kleines Café, und bis zu dem Abend vor der Eröffnung war jeder Schritt sonnenklar für mich.

Als ich an diesem Abend den ersten Kuchen aus dem Backrohr holte, war er so gut gelungen und duftete herrlich. Ein Erdnussbutter-Schoko-Brownie. Allein bei dem Wort läuft mir das Wasser im Mund zusammen. Ich sah voller Stolz auf das volle Blech und hörte schon die Bestellungen der Gäste in meinem Ohr, von denen jeder ein Stück haben wollte. Wie viele Leute würden denn eigentlich kommen? Auf Facebook hatte ich eine Veranstaltung für die Eröffnung erstellt mit dem Ergebnis von 73 Zusagen und 1.976 Interessierten. Suboptimale Voraussetzungen, um etwas zu planen. Eine Gedankenspirale ging in meinem Kopf los und endete damit, dass mir Backen keinen Spaß mehr machte.

Diese Situation überforderte mich so dermaßen, dass ich schließlich weinend auf der Couch in meinem Café saß. Die Tränen liefen mir nur so über meine Wangen und ich kam aus dem Schluchzen nicht mehr raus. Ich fühlte pure Überforderung, ich wollte alles hinwerfen und in meinem Bauch zog sich alles zusammen. Ich kann mich noch ganz genau an die Sätze erinnern, die in diesem Moment in meinem Kopf herumschwirrten: „Super, jetzt habe ich ein eigenes Café und Backen macht mir keinen Spaß mehr. Wie doof kann es laufen?“ Und: „Ich sperr einfach nicht auf!“ Zum Glück habe ich vier ganz wundervolle Herzensmenschen in meinem Leben, die unterschiedlicher nicht sein könnten. Ich schrieb ihnen jeweils eine Nachricht und sie riefen mich sofort an. Die Aussagen reichten von: „Wenn du keinen Spaß mehr daran hast, sperrst du es einfach wieder zu“ über „Ich bin stolz auf dich“ bis hin zu „Soll ich dir helfen?“ und „Ich verstehe, dass das gerade einfach viel ist.“ Diese Gespräche und Möglichkeiten gaben mir die Energie, um meine Tränen abzuwischen und wieder ins Tun zu kommen. Ich produzierte meine Leckereien weiter und beschloss, den morgigen Tag einfach auf mich zukommen zu lassen. Am Tag der Eröffnung war ich schon um 5 Uhr Früh wach, obwohl ich noch recht müde von den ganzen Vorbereitungen war.

Als die ersten Gäste ins Café kamen, lagen im hinteren Raum noch diverse Unterlagen, die eine Freundin einfach in mein Lager beförderte, während ich schon mit den ersten Kunden plauderte.

Café Zeitgeno

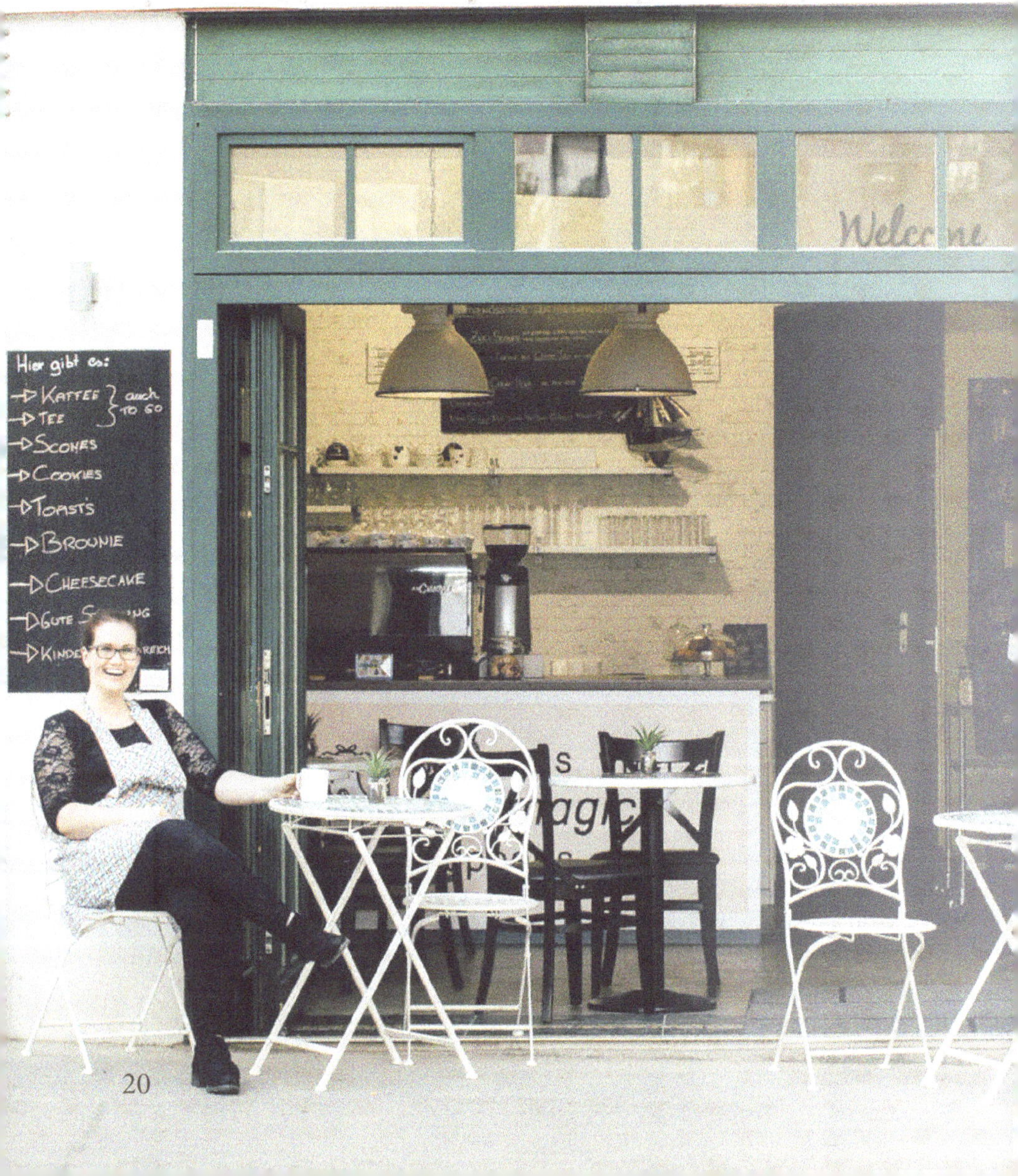

Welcome
Hier gibt es:
KAFFEE
TEE
auch TO GO
SCONES
COOKIES
TOASTS
BROWNIE
CHEESECAKE

Die Eröffnung war ein voller Erfolg. Die Scones waren innerhalb einer Stunde ausverkauft, mein Papa arbeitete wie ein Roboter an der Kaffeemaschine und wir improvisierten, was das Zeug hielt. Viele Dinge habe ich genauso beibehalten, wie wir sie damals aus der Not heraus gemacht haben. Meinen Perfektionismus habe ich spätestens zu diesem Zeitpunkt abgelegt. Mit der Eröffnung meines Cafés bin ich nicht nur an meine Grenzen gekommen, sondern habe sie mit Vollgas durchbrochen. Ich höre jetzt noch meine beste Freundin sagen: „Es war so, als ob wir Kaffeehaus gespielt hätten.“

Im Vorfeld hatte ich einen Businessplan, Finanzierungsplan, Zielgruppe und vieles mehr erstellt, was sicher hilfreich war und mir Sicherheit gab, vor allem in der Anfangsphase. Doch um ehrlich zu sein, traf davon nur kaum etwas zu.

Rückblickend auf den Tag der Eröffnung kann ich drei Dinge definitiv sagen:

1. Der Rückhalt von Freunden und Familie ist Gold wert. Ihr seid wunderbar! Danke!

2. Ich möchte keinen einzigen Tag meiner Selbstständigkeit missen, weil ich dadurch unfassbar viel gelernt, erlebt und wirklich wundervolle Leute kennengelernt habe.

3. Die Liebe zum Backen ist nach wie vor da. Sie hat nur für einen Abend Pause gemacht.

Viele Menschen haben mich immer wieder gefragt, wie ich es geschafft habe, die Idee eines eigenen Cafés tatsächlich innerhalb so kurzer Zeit in die Tat umzusetzen. Die Antwort darauf ist die Basis für jede Entscheidung in unserem Leben. Es geht um das „Warum". Dazu gibt es eine kleine Übung aus dem Mentaltraining, die auch dich deinem ganz persönlichen „Warum" näherbringen soll:

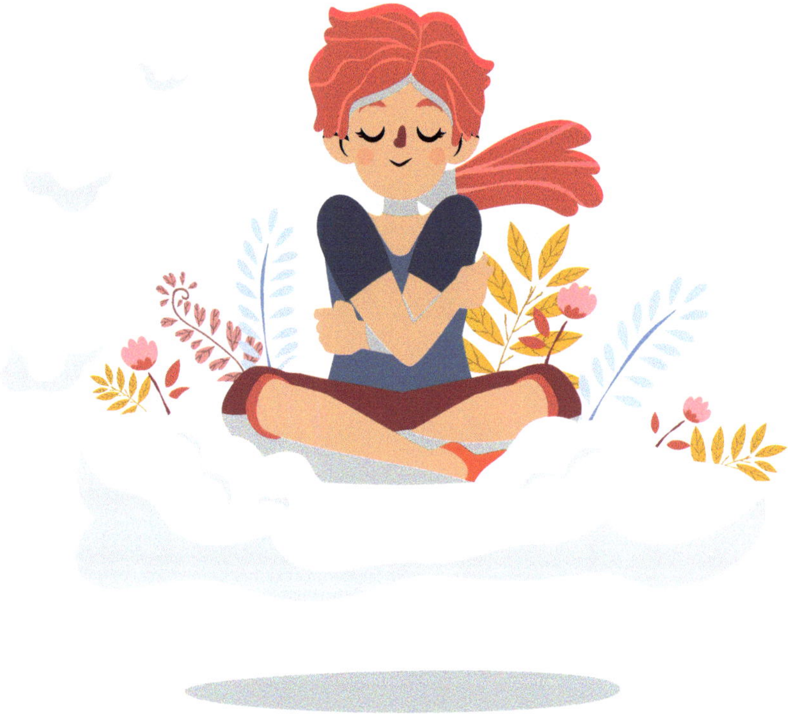

Finde dein Warum

Du hast viele Ideen, kommst aber irgendwie nicht ins Tun?

Erst ein ganz klares „Warum“ bringt dich so richtig in Fahrt. Denn es aktiviert deine Energie. Diese Energie ist immer notwendig, wenn du etwas Neues, Ungewohntes und vielleicht auch Anstrengendes angehen und umsetzen möchtest.

Wenn du fündig geworden bist, schließe deine Augen. Nimm einen tiefen Atemzug und spüre, ob das „Warum“, wenn du es vor deinem inneren Auge wie einen Film ablaufen lässt, etwas in dir zum Strahlen bringt. Dich sozusagen innerlich vollkommen begeistert.

Wenn das der Fall ist, dann hast du dein „Warum“ gefunden.

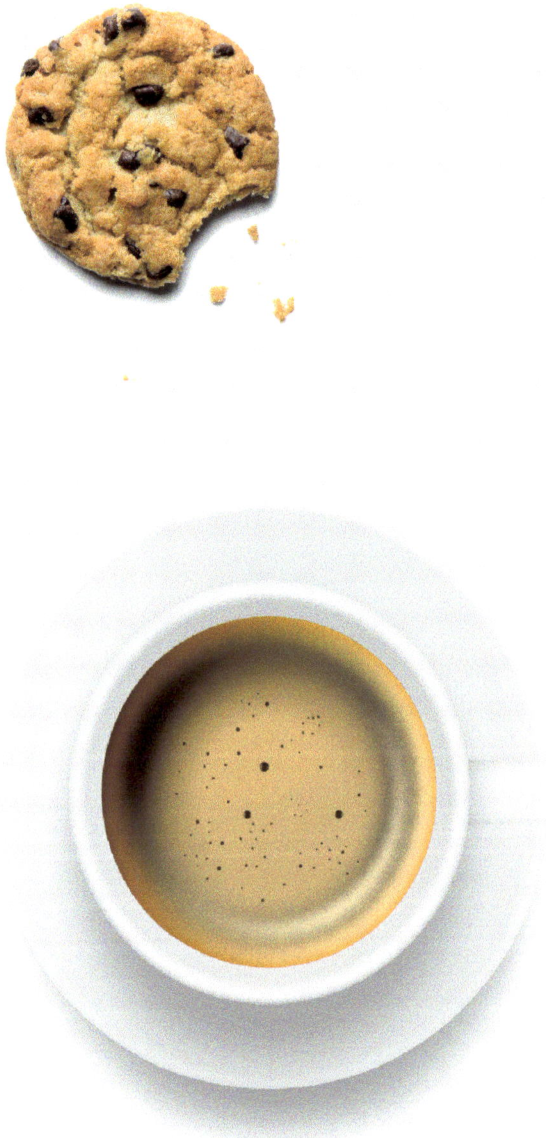

Mein Bauch hat es mir gesagt

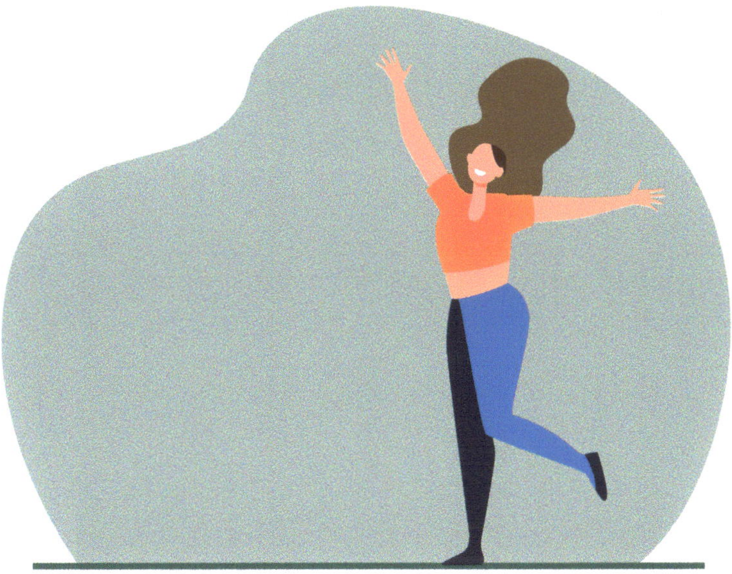

Mein Bauch hat es mir gesagt

Mein Bauch sagt mir nicht nur, wann ich wieder etwas essen sollte. Er trifft auch sonst Entscheidungen für mich. Als ich das Café aufgebaut habe, mussten unendlich viele Entscheidungen getroffen werden. Angefangen von dem Namen, über das Logo, bis hin zu der Speisekarte, der Einrichtung sowie Großhändlern, die das Café beliefern sollten. Irgendwann hat mein Kopf sprichwörtlich zu rauchen begonnen. Es wundert mich nach wie vor, dass er nicht explodiert ist. Aus diversen Richtungen kamen Ratschläge wie „Das musst du unbedingt", „Wäre doch anders besser" oder „Ich würde das so und so machen".

Die Stimmen in meinem Kopf wurden immer lauter, vor allem, weil es nun auch fremde waren. In mir machte sich Überforderung breit. In meinem Kopf war es so laut, dass ich mich kaum noch spürte. Dabei waren die Antworten die ganze Zeit zum Greifen nahe. Ohne Begründung, langes Nachdenken oder ewige Diskussionen. Es ist bei Entscheidungen nämlich die Intuition, die zählt. Völlig egal, ob Multivitamin- oder Pfirsichsaft in der Karte steht. Was meine zukünftigen Gäste lieber trinken, kann und will ich nicht voraussagen. Vielmehr macht es Sinn, nach einer gewissen Zeit ein Zwischenresümee zu ziehen und dann gegebenenfalls das Angebot zu ändern.

Doch weil mein Kopf und das Umfeld so laut schrien, vergaß ich manchmal die Sinnhaftigkeit. „Bei der Lautstärke muss es doch vermeintlich wichtig sein", dachte ich mir.

Weil mich die Situation, wie sie war, überforderte, beschloss ich, meine Entscheidungen aus dem Bauch heraus zu treffen, und ab diesem Moment durfte es so richtig einfach gehen.

Wenn ich einmal wieder zu viele Gedanken in meinem Kopf habe, nehme ich drei tiefe Atemzüge und sage mir in Gedanken: „Ich nehme wahr, wie der Atem in meinen Körper fließt und ich nehme wahr, wie der Atem aus meinem Körper fließt". Dadurch bekomme ich immer eine bessere Verbindung zu meiner Körpermitte. Auf diese Weise treffe ich alle Entscheidungen. Deshalb ist es wohl wenig verwunderlich, dass mein Bauch auch der Grund dafür ist, warum ich dieses Buch schreibe.

Manchmal zieht ebendieser Bauch auch die Aufmerksamkeit anderer Leute auf sich. Eine Woche vor der Jahresfeier meines Cafés, als ich gerade bei einer Dame abkassierte, fragte sie mich: „Im wievielten Monat sind Sie denn?" Ich dachte mir kurz, dass dies doch eine recht komische Formulierung sei, um nach dem Alter des Cafés zu fragen, daher sah ich die Dame wohl etwas verwirrt an. Sie kam mir mit folgendem Satz zuvor: „Na, sind Sie nicht schwanger?" Zu dem Zeitpunkt fing ich schon an zu lachen und erklärte ihr, dass ich zwar einen Bauch hätte, aber kein Kind erwarte. Natürlich habe ich mich nach diesem Vorfall in den Spiegel geschaut und wisst ihr, was ich gesehen habe? Meinen Bauch, das Zentrum meines Körpers. Ein Körper, der sowohl bei Hochs als auch bei Tiefs immer für mich da ist und kaum meckert. Ein Körper, der trotz weniger Ruhephasen wunderbare Dienste leistet. Mein Körper, der tatsächlich nur mich etwas angeht. Ich kann euch versichern: Wenn ich mich in meinem Körper nicht so wohl fühlen würde, würde ich auch nicht so strahlen.

Café Zeitgenossin

„Wie soll das Café denn heißen?“ Auch diese Frage habe ich dutzende Male gestellt bekommen, als klar war, dass ich ein Café eröffnen will. Und auch das ist eine wirklich gute Frage. Wahrscheinlich ist der Prozess ähnlich dem bei der Namensfindung des eigenen Kindes. Sobald man jemandem davon erzählt, wird mit sehr großer Wahrscheinlichkeit Kritik geäußert. Deshalb behalten viele Eltern diese Information für sich, bis das Kind das Licht der Welt erblickt.

Beim gemütlichen Zusammensein mit einer Freundin erzählte mir diese, dass sie jetzt einen Kurs für zeitgenössischen Tanz besuchte. Ich fragte sofort nach der genauen Bedeutung des Wortes „zeitgenössisch“ in diesem Zusammenhang. Es hat vorwiegend die Bedeutung „gegenwärtig, derzeitig“, bezieht sich also in erster Linie auf die Gegenwart. Da kam mir die Idee! In meinem Café sollten die Leute zu 100 Prozent im Hier und Jetzt sein, denn nur so kann man voll und ganz genießen und wahrnehmen. Diesen Gedankengang nahm ich mit in meine Träume und am nächsten Morgen hatte ich eine Entscheidung getroffen. Mein Café sollte „Café Zeitgenossin“ heißen. Da ich im Hier und Jetzt Zeit mit meinen Gästen verbringen wollte, war ich die Zeitgenossin.

So sehr ich vom Namen überzeugt und begeistert war, so sehr irritierte er auch so manchen Gast. Ich weiß noch, als einmal ein Mann seinen Kopf durch die Tür streckte und fragte, ob hier Männer auch reindürften. Andere erinnerte der Name an den Kommunismus. Der Großteil meiner Gäste war jedoch genauso begeistert davon wie ich.

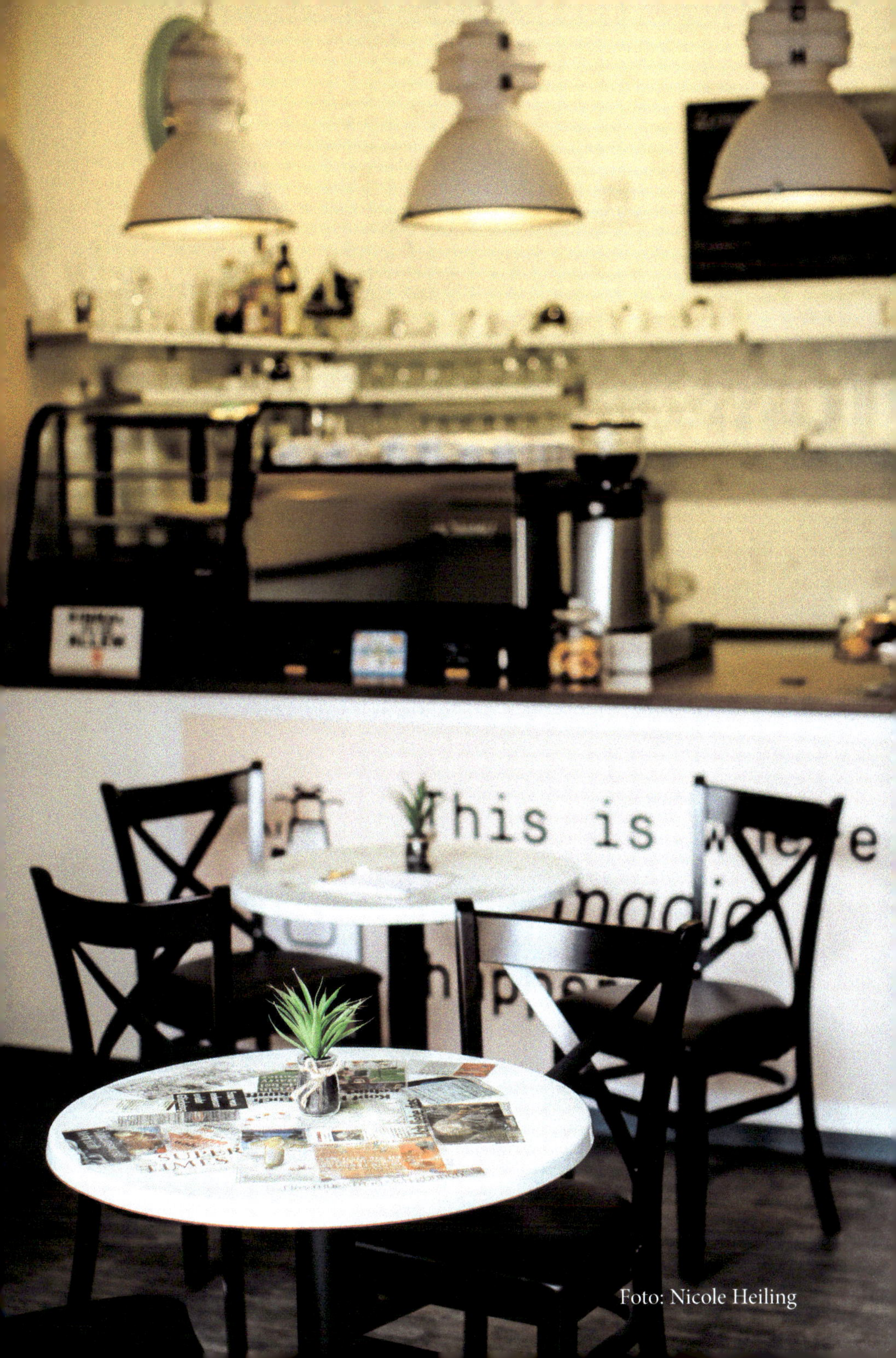

Foto: Nicole Heiling

Kaffee, igitt!

Mit Kaffee kann man mich jagen. Erstens zeigt er keinerlei Wirkung bei mir, und zweitens gibt es wirklich zahlreiche andere Getränke, die mir besser schmecken. Als ich in den Vorbereitungen für mein eigenes Café steckte, meinte meine beste Freundin, es wäre jetzt wohl mal an der Zeit, einen Kaffee zu trinken. Ich ließ mich darauf ein und kostete einen Schluck von ihrem. Es war ein Cappuccino. Ich erinnere mich noch daran, als wäre es gestern gewesen: Ich nahm einen Schluck vom Kaffee.

In dem Moment, als er meine Geschmacksnerven berührte, verzog ich meinen Mund, presste meine Lippen aufeinander und meine Mundwinkel wanderten nach unten. Ich schluckte und mir schossen in der Sekunde Tränen in die Augen. Geendet hat die Situation so, dass ich zu meiner Freundin Folgendes sagte: „Iiiiihhh, jetzt find ich dich auch voll grausig, weil du immer so was trinkst!"

Dieses Prozedere, dass ich von ihrem Kaffee kostete, wiederholten wir jedes Mal, wenn wir gemeinsam unterwegs waren. Meine Gesichtsentgleisungen wurden von Mal zu Mal weniger.

Irgendwann kam der Punkt, an dem ich mich für einen Röster für mein Café entscheiden sollte. Die großen und namhaften Marken konnte ich sehr schnell ausschließen. Auch wenn man im Gegenzug Sonnenschirme und Kaffeemaschine zur Verfügung gestellt bekam. Mir war die Person dahinter einfach zu wichtig. Ich wollte jemanden, der genauso viel Herz in die Röstung steckte wie ich in meine Scones.

Als ich schließlich eine Marke gefunden hatte, die meinen Vorstellungen entsprach, wurde ich in die Rösterei eingeladen. Ein herrlicher Duft strömte mir schon in der Tür entgegen. Ich durfte bei einem Röstvorgang zusehen, bei dem die grünen Kaffeebohnen in aromatische Bohnen umgewandelt werden. Da erst verstand ich die Kunst dahinter. Ich lernte in diesen vier Stunden so viel über Kaffee und es interessierte mich.

Ganze sieben Espressi trank ich an diesem Nachmittag. Da ich beim Kosten weder meinen Mund verzog noch Tränen in den Augen hatte, wusste ich, dass ich diesen Kaffee an meinem Wohlfühlort anbieten wollte.

Obwohl ich mich mit Kaffee also irgendwie anfreunden konnte, bin ich bis heute niemand, der jeden Morgen eine Tasse davon trinkt. Eher zweimal im Monat. Allerdings hat es mir Affogato sehr angetan. Dabei handelt es sich um eine Eiskugel (meistens Vanilleeis) mit einem Espresso darüber – ein Gedicht!

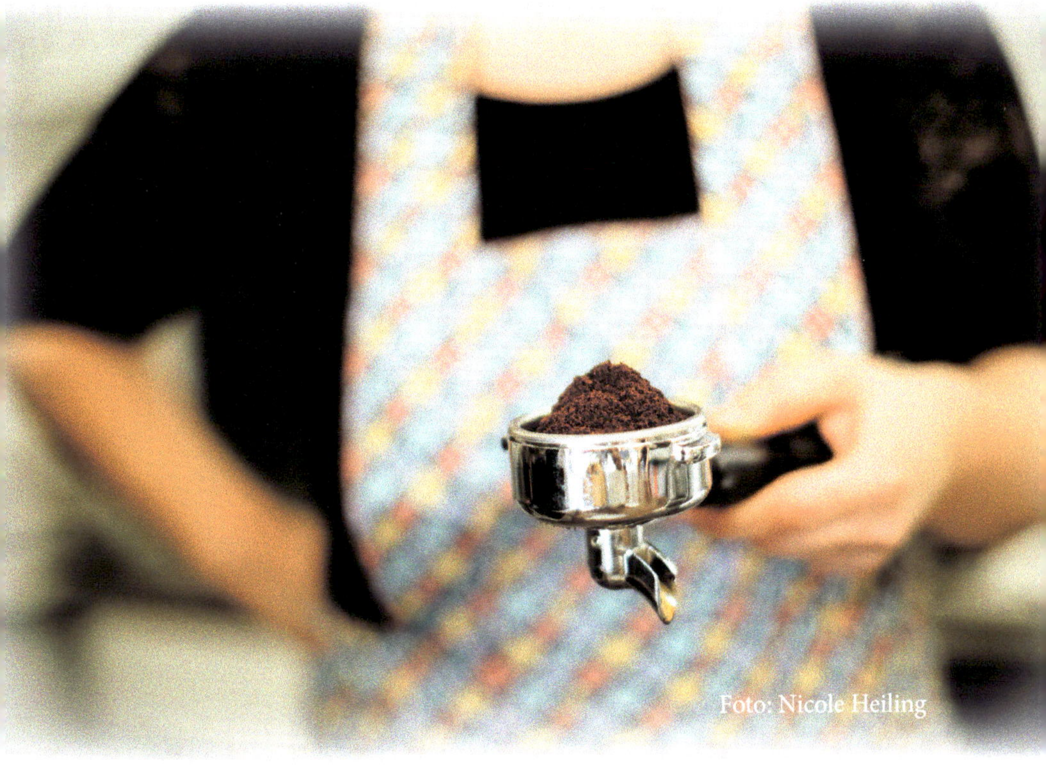
Foto: Nicole Heiling

Wer – so wie ich – kein Kaffeeliebhaber ist, aber dennoch schnell einen Energiekick haben möchte, sollte diese einfachen, aber effektiven Übungen aus dem Mentaltraining probieren:

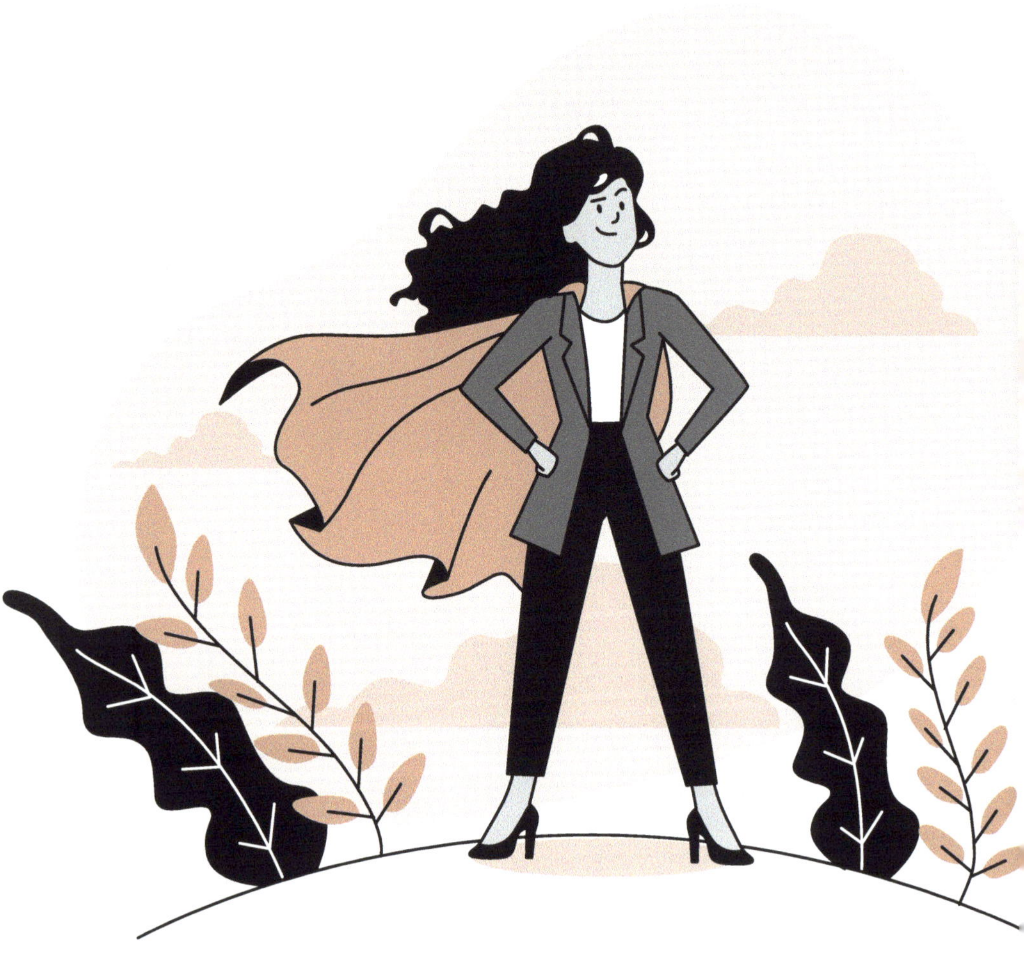

Schnell zu mehr Energie

Halte eine der beiden Positionen zwei Minuten lang:

1. Stell dich breitbeinig hin und stemm beide Hände in die Hüfte. Atme ruhig weiter.

2. Stell dich hüftbreit hin und streck deine Arme nach oben.

Dein Testosteronspiegel wird erhöht und dadurch dein Selbstvertrauen gestärkt. Gleichzeitig wird dein Stressgefühl reduziert.

Ein Duft wie ein Lachen

Allein bei dem Wort „backen“ spüre ich, wie der Speichelfluss einsetzt und sich meine Mundwinkel nach oben bewegen. Backen ist je nach Anleitung einfach so vielseitig und in relativ kurzer Zeit bekommt man ein Ergebnis, das Menschen beglückt.

Zuerst kommt die Auswahl des Rezepts. Ich streiche bei Backbüchern oft mit der flachen Hand über das Bild und lese die Zutaten parallel dazu. Da kann ich mir meist schon vorstellen, wie es schmeckt. Ich stelle mir die Lebensmittel zurecht, wiege sie ab, heize das Backrohr vor und fette die Backform ein. Dann wird auch schon gemischt, aufgeschlagen, geknetet, untergehoben und verrührt. Ich persönlich benutze sehr gerne meine Hände oder einen Schneebesen. Wenn es schneller gehen muss, einen Handmixer. So habe ich nämlich das Gefühl, noch mehr Liebe in das Rezept reingeben zu können. Das ist die Geheimzutat. Pssst!

Jetzt kommt einer der schönsten Momente: Der Teig kommt ins Backrohr. Ich liebe es einfach, immer wieder einen Blick durch das Fenster reinzuwerfen. Der Teig geht auf, er verändert seine Farbe sowie die Textur und ein himmlischer Duft beginnt aus den Ritzen des Backofens zu strömen.

Dieser leicht süßliche Duft, der sich überall darüber und dazwischen legt. Alles ist wie in Watte verpackt und verbreitet eine duftende und wärmende Positivität. Wenn in solchen Momenten jemand den Raum betritt, dann ist alles sonnenklar. Dieser Duft ist für mich wie ein Lachen.

Kurze Zeit später läutet der Wecker und ich mache noch eine Stäbchenprobe, um zu sehen, ob der Teig wirklich gut durchgebacken ist. Ja, es ist so weit!

Ich nehme meine Topflappen, öffne das Backrohr und der warme Duft strömt mir entgegen. Ich halte kurz inne, da meine Brille angelaufen ist und ich nichts sehen kann.

Im Café haben mir immer wieder Leute erzählt, dass sie gerne backen, wenn sie wütend sind.
Da kneten sie dann die ganze Wut und den Ärger in den Teig und fühlen sich danach besser.
Grundsätzlich eine sehr schöne Idee, doch wer soll denn diesen Wutkeks freiwillig essen?

Dabei genieße ich nochmal in vollen Zügen diesen herrlichen Duft, der die ganze Küche erfüllt. Wenn ich den fertigen Kuchen aus dem Rohr nehme und mir ein Stückchen davon runterschneide, um es in meinen Mund zu schieben, denke ich mir immer wieder aufs Neue: „Heute ist mein Lieblingstag“.

Es ist einfach wundervoll, das kleine Glück im Alltag neu zu entdecken. Ich wusste, dass ich gerne backe. Doch wie gerne, wurde mir erst im Café so richtig klar.

Scones, der Himmel auf Erden

Scones sind für mich der Himmel auf Erden. Der Grund, warum ich mein eigenes Café eröffnet habe. Für andere Menschen sind sie hingegen ein reines Fragezeichen – sowohl gedanklich als auch geschmacklich. Tatsächlich habe ich eine Menge Leute in meinem Freundeskreis, die erst durch meine Scones-Obsession von diesem Wunderwerk erfahren haben, und seitdem absolut begeistert davon sind. Einen Scone mit Worten zu beschreiben, ist nahezu unmöglich, weil man den einzigartigen Geschmack erleben muss, aber ich will es dennoch einmal versuchen: Ein Scone ist eine Art süßes und fluffiges Brötchen mit einer knusprigen Hülle. Neben Backpulver ist es eine ordentliche Portion Butter, die für die besondere Konsistenz der Scones verantwortlich ist. Wenn mich jemand im Café gefragt hat, was denn da drin ist, war meine Antwort: „Ich gebe nur Liebe hinein." Und damit konnte ich den Leuten zusätzlich noch einen Grinser entlocken. Für mich gehören Scones warm serviert, damit die Clotted Cream, eine Art dicker Rahm, mit Marmelade so richtig verlaufen kann und jeder Bissen eine wahrhafte Geschmacksexplosion im Mund auslöst.

Über die Art, wie der perfekte Scone auszusehen hat, gehen die Meinungen definitiv auseinander. Soll er eher rund sein, drei- oder sechseckig? In die Höhe gehen oder eher flach sein? Ich habe mich in meinem Café für eine sehr einfache Variante entschieden, da es mit offener Küche im vollen Betrieb mit ziemlichem Aufwand verbunden war, den Teig auszurollen. Daher forme ich den Teig zwischen meinen Händen zu einer Kugel und setze diese einfach aufs Blech. Da sind der Fantasie keine Grenzen gesetzt.

Selbst wenn du niemals ein eigenes Café eröffnen willst und du mit den im Buch beschriebenen Mentalübungen nichts anfangen kannst – hier ist der einzig wahre Grund, warum der Kauf meines Buches eine goldrichtige Entscheidung war.

Ich verrate dir mein gut gehütetes Rezept für die perfekten Scones, mit denen du dir deinen eigenen Himmel auf Erden erbacken kannst. Ich habe wirklich viele Scones Rezepte ausprobiert und herumgetüftelt, bis ich fündig geworden bin. Einige Versuche sind nicht aufgegangen, andere waren steinhart und wieder andere haben nur frisch gut geschmeckt.

Doch dann fand ich es: Das perfekte Rezept, mit dem du zehn Stück herrlich warme, weiche Scones erhältst. Am besten probierst du das Rezept gleich aus, damit es während der weiteren Lektüre dieses Buches auch bei dir zu Hause wie in einem Café duftet.

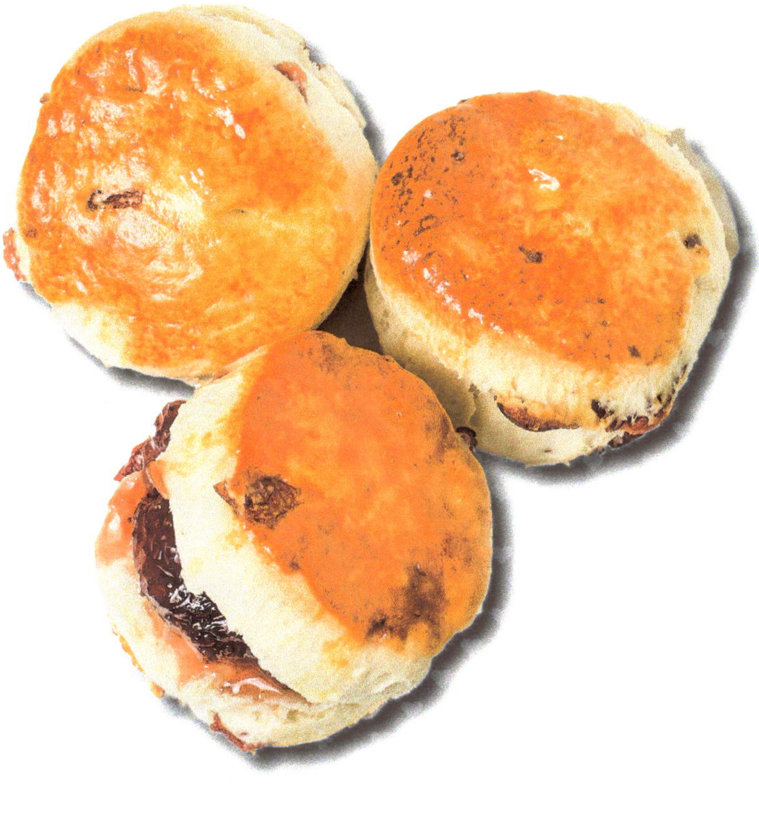

SCONES

210 g Weizenmehl

210g Dinkelmehl

5 TL Backpulver

70g Zucker

3 TL Vanillezucker

100g weiche Butter

305g Joghurt

Geheimzutat: ganz viel Liebe und Grinsen

während des Backens

- Backrohr auf 190 Grad Umluft vorheizen.
- Zuerst Weizenmehl, Dinkelmehl, Zucker, Vanillezucker und Backpulver in eine Schüssel geben und vermischen.
- Die weiche Butter und das Joghurt dazu mengen.
- Dann mit einem Knethaken bearbeiten. Ich knete den Teig immer mit meinen Händen, da ich der Meinung bin, dass ich so viel mehr Liebe in die süßen Teile geben kann.
- Wenn der Teig die richtige Konsistenz hat, ca. 90g große Stücke zwischen den Händen zu kleinen Bällen formen und aufs Backblech setzen.
- Dann ab ins Rohr und 16 bis 17 Minuten bei 190 Grad Umluft backen. Dazu kann ich sagen, dass jeder Backofen anders ist. Vielleicht stellst du den Wecker auf 16 Minuten und siehst einmal hinein. Wenn man die frischen Scones mit dem Finger anstupst, sollten keine Druckstellen bleiben.
- Bevor die Scones ihren Weg aus dem Backrohr finden, solltest du unbedingt noch einmal den herrlichen Duft der kleinen Gebäckstücke genießen.

Ach, ich wünschte, es würde ein Parfüm in diese Richtung geben. Da würde es Komplimente regnen wie: „Du riechst heute zum Anbeißen“ oder „Lass dich anknabbern“.

Am Ende musst du nur noch die flaumigen Stücke bestreichen, genießen und dahinschmelzen, aber das passiert eh von ganz allein ... mmmhhh

Unverzichtbarer Begleiter für Scones: Clotted Cream

Wenn du das Buch bis jetzt aufmerksam gelesen hast, dann weißt du schon, dass Scones mit Clotted Cream und Marmelade als Cream Tea serviert werden. Ich habe davon zahlreiche unterschiedliche Varianten bei meinen Gästen erlebt, von denen ich dir einige gern näherbringen möchte. Du kannst dann selbst entscheiden, wie für dich die Scones noch besser schmecken, denn himmlisch sind sie ja sowieso.

Methode 1: Scone in der Mitte halbieren, zuerst Cream und dann Marmelade draufschmieren.

Methode 2: Scone in der Mitte halbieren, zuerst Marmelade und dann Cream draufschmieren.

Methode 3: Kleine Stückchen vom Scone abbrechen und jedes Stück einzeln bestreichen.

Methode 4: Beides direkt auf den Scone schmieren und abbeißen.

Methode 5: Einen Scone nur mit Clotted Cream und den anderen nur mit Marmelade essen.

Methode 6: Die Clotted Cream einfach übriglassen (kann ich persönlich nicht empfehlen).

Beim Genuss von Scones ist es einfach so wundervoll zu sehen, wie unterschiedlich Menschen sind. Das Besondere an Cream Tea ist, dass es für jede Person die passende Variante gibt. Für mich ein klassisches Wohlfühlessen, während dem man gar nicht erst an seine Sorgen denken kann. Clotted Cream selbst herzustellen, ist übrigens ganz schön gefinkelt. Das Ganze ist eine Art dicker Rahm, der aus roher Kuhmilch hergestellt wird.

Die Milch wird dazu in flachen Pfannen erhitzt und für mehrere Stunden stehen gelassen. In dieser Zeit sammelt sich der Rahm an der Oberfläche und bildet Klümpchen. Der Geschmack ähnelt dem von Mascarpone. Auch hier gibt es verschiedene Möglichkeiten zur Herstellung: Auf dem Herd, im Backrohr, mit unbehandelter Milch, Schlagobers etc. Ich habe mich für eine Mischung entschieden und finde, vom Geschmack kommt es sehr gut hin. Original ist es jedoch definitiv nicht:

Zutaten für meine Clotted Cream:

240ml fettreiches Schlagobers
150g Mascarpone

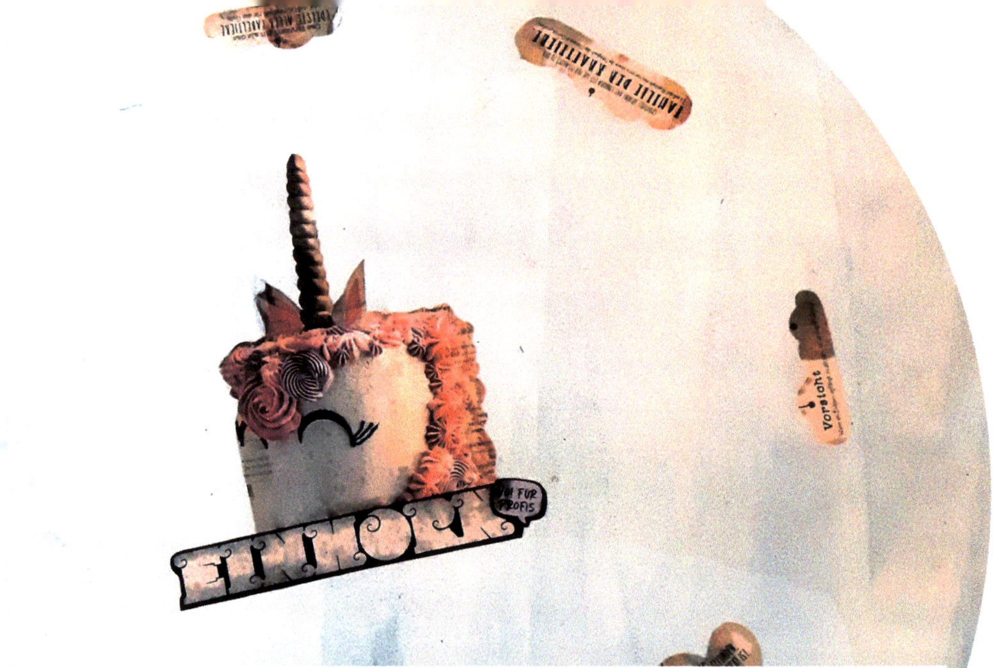

Nimm Platz am Einhorntisch!

Bei der Gestaltung meines Cafés war mir sofort klar, dass ich die Tische mit positiven Nachrichten für meine Gäste dekorieren will. Also fing ich an, aus den unterschiedlichsten Tageszeitungen positive Artikel auszuschneiden. Voller Motivation blätterte ich eine Zeitschrift nach der anderen durch. Mein Vorhaben gestaltete sich jedoch viel schwieriger als angenommen, denn es gab kaum positive Artikel. Das Ganze endete damit, dass ich nur noch einzelne Wörter ausschnitt, wie „Liebe“, „Freude“, „zusammen“, etc. Mit Müh und Not dekorierte ich mit den so gefundenen positiven Wörtern gerade einmal einen Tisch. Also waren noch zwei übrig. Es hätte Monate gedauert, bis ich genug positives Material aus Tageszeitungen zusammen gehabt hätte, um alle Tische mit schönen Nachrichten zu dekorieren.

Daher änderte ich meine Strategie und suchte dezidiert nach Wohlfühlzeitschriften, da sollte ich ja hoffentlich fündig werden. Und siehe da: Auf diese Weise kam es zu einem Einhorntisch und einem Tisch mit lebensbejahenden Sprüchen in meinem Café.

Seit diesem Erlebnis meide ich Tageszeitungen, denn ich sehe mir auch nicht jeden Tag freiwillig einen Horrorfilm an. Mit lauter negativen Schlagzeilen in den Tag zu starten, ist für mich keine Option. Ich entscheide mich stattdessen für Lachen, Freundlichkeit, Miteinander, Liebe und Leichtigkeit. Wenn mich ein Thema interessiert, dann informiere ich mich auf unterschiedlichsten Kanälen darüber. Bisher habe ich immer noch alles mitbekommen, was für mich wichtig ist.

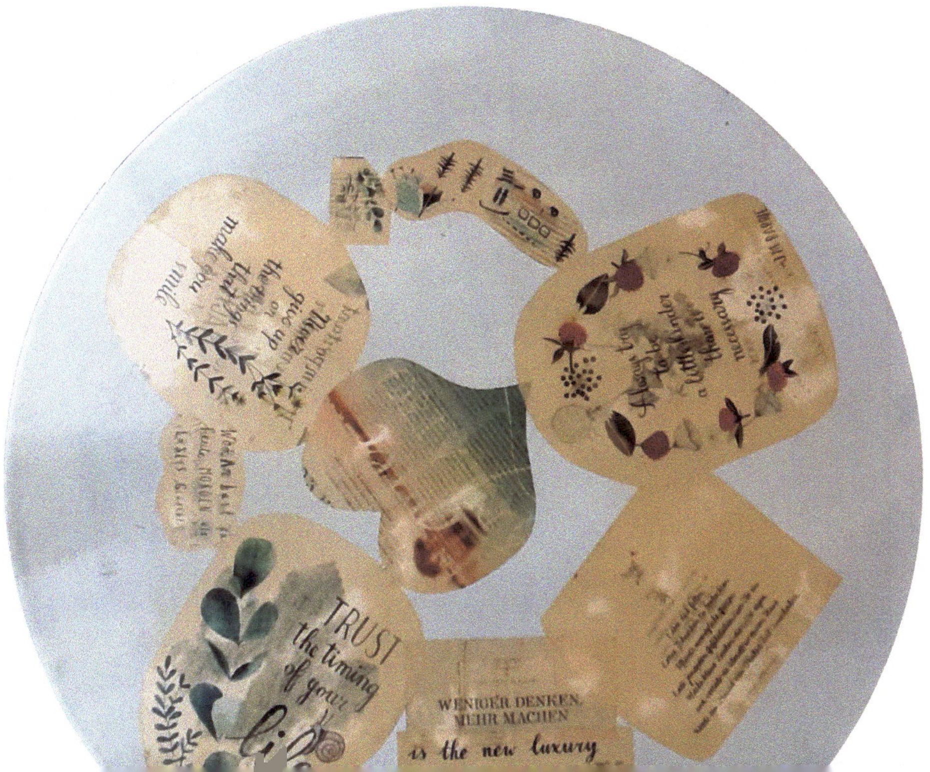

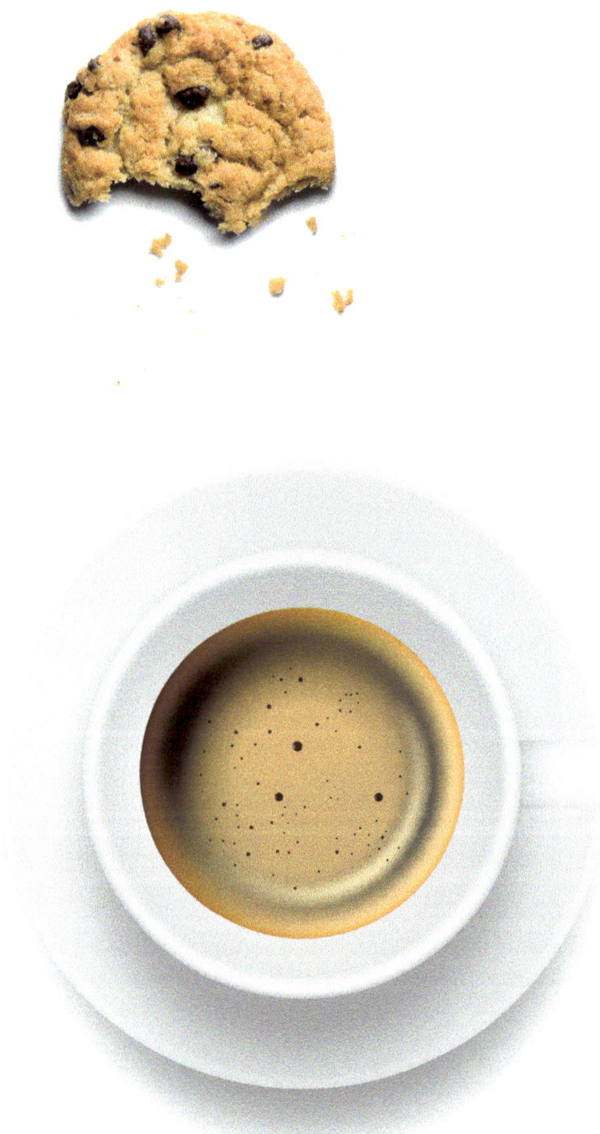

Ein Café voller Superheldinnen und Superhelden

Ein Café voller Superheldinnen und Superhelden

Sobald jemand mein Café betreten hat und mich hinter der Theke sah, war es logisch, dass ich auf jeden Fall Kellnerin bin.

Ich wusste dafür im Gegenzug ganz genau, wie meine Gäste den Kaffee gerne trinken, oder ob sie dazu gerne etwas Süßes genießen. Durchs Plaudern mit meinen Gästen erfuhr ich teilweise Anekdoten aus ihrem Leben und manchmal kamen die Leute plötzlich mit Anhang und ich lernte auch ihre Freunde oder Familie kennen.

So bastelte ich mir Stück für Stück mein ganz eigenes Bild von den Superheldinnen und Superhelden in meinem Café zusammen, die dafür verantwortlich waren, dass ich meinen Traum leben konnte.

Ich feierte sie dafür, dass sie sich die Zeit nahmen, um etwas Gutes für sich selbst zu tun. Sei es einfach einen Kaffee oder eine Tasse Tee zu genießen, oder es sich mit einem guten Buch gemütlich zu machen. Beim Verlassen des Cafés konnte ich in ihren Gesichtern ablesen, dass sie entspannt waren. Selbst, wenn kein Gespräch stattgefunden hatte, haben sich unsere Blicke getroffen und ein Lächeln wurde ausgetauscht. Für mich sind es definitiv die Begegnungen mit Menschen, die das Leben richtig lebenswert machen.

Einmal mehr wurde mir bewusst, worauf es mir bei anderen Menschen ankommt. Bildungsstand, finanzielles Einkommen sowie Statussymbole wie das Bereisen der ganzen Welt sind nur vermeintlich wichtige Dinge. Ich genieße eine wertschätzende Begegnung auf Augenhöhe. Der Rest ergibt sich ganz von selbst.

Und für meine Gäste waren mein Kaffee und meine Scones zwar ein netter Zusatz, aber gekommen sind sie eigentlich wegen des Gesprächs, des Miteinanders, des Zuhörens und des Erzählens.

One-Woman-Show mit Öffnungszeiten

Noch nie habe ich so gut auf meinen Körper geachtet wie während der Selbstständigkeit. Jede Verletzung oder Krankheit bedeutet nämlich ein geschlossenes Café und damit keinen Umsatz sowie bleibende Fixkosten.

Als ich kurz nach der Eröffnung einen Bänderriss hatte, ging es rund in meinen Kopf. Denkbar schlechte Bedingungen, um den Großteil des Tages zu stehen und zu servieren.

Hier nur ein paar Ausschnitte aus meinem damaligen Gedankenkarussell:

„Irgendwie wird's schon gehen, bzw. werde ich schon gehen."

„Dann stehen die Gäste vor geschlossener Tür und kommen vielleicht nie wieder."

„Geschlossene Tage sind generell ein Verlustgeschäft."

„Wie soll ich meine Fixkosten bezahlen?"

Als selbstständige One-Woman-Show mit Öffnungszeiten habe ich dennoch beschlossen, mich und meine Gesundheit an erster Stelle zu platzieren.

Was bringt mir Umsatz, wenn ich ihn nur für Arzttermine ausgebe, weil ich meinen Körper runtergewirtschaftet habe?

Was bringt mir Freizeit, wenn ich sie nicht nutzen kann, wie ich will, weil ich mich kaum bewegen kann?

Ich treffe meine Entscheidungen zu 99 Prozent nach meinem Bauchgefühl und checke anschließend alles nochmal kurz mit dem Kopf ab.

Mit der Zeit wurde die Verbindung zu meinem Körper immer besser. Spürte ich ein Halskratzen, wusste ich, dass mein Körper Ruhe brauchte. Wenn ich an diesem Punkt weitermachte wie bisher, konnte ich mich auf einen grippalen Infekt einstellen.

Ich war richtig dankbar, dass mich mein Körper immer vorwarnte, auch wenn ich es jahrelang ignoriert hatte. Irgendwann habe ich es aber verstanden. Ich habe nur diesen einen Körper und bin ihm sehr dankbar dafür, was er tagaus, tagein für mich leistet. Wenn ich heute vor einem Geschäft stehe, das wegen Krankheit geschlossen hat, dann wünsche ich der Person gedanklich eine gute Besserung. Das bringt so viel mehr, als sich darüber zu ärgern.

Wie ich lernte, Grenzen zu setzen

Einmal kam eine recht kurzfristige Anfrage für eine Exklusivveranstaltung in meinem Café an einem Sonntag. Die Mindestkonsumation fürs extra Aufsperren belief sich auf 100 Euro pro Stunde. Nach einigem Hin und Her wurde der Termin bestätigt, obwohl es der Person eigentlich zu teuer war. Plötzlich kamen die Sonderwünsche. Getränkewünsche, die regulär nicht auf der Karte standen, sowie nur vier Stück von einem speziellen Kuchen. Dann wollten sie plötzlich doch keinen Kuchen, sondern stattdessen noch mehr Getränkevariationen. Zu guter Letzt sollte auch noch eine eigene Karte für die Veranstaltung erstellt werden, damit alle Gäste der Feier auf einen Blick wissen, was es alles zu welchem Preis gibt. Also eine eigene Geburtstagsfeierkarte. Ich habe dann sofort auf meine Grafikerin verwiesen, die natürlich wieder zu teuer war. Angemeldet waren 15 – 20 Leute, tatsächlich aufgetaucht sind acht Personen. Das Lokal war ab 18 Uhr gemietet, die ersten Personen waren um 19.30 Uhr vor Ort. Jeder Gast trank ein Gläschen Sekt, ansonsten nur Leitungswasser. Die reale Konsumation belief sich auf 44 Euro. Als es 21 Uhr und damit an der Zeit war, das Café wieder zu verlassen, wollte das Geburtstagskind für den Differenzbetrag von 256 Euro einen Gutschein haben, weil es ja ganz egal sei, ob alles an diesem Abend konsumiert wurde oder an einem späteren Tag. Nach längerer Diskussion wurden tatsächlich noch sechs Flaschen Wein mitgenommen und das Café war ziemlich pünktlich wieder leer. Vor allem aber hatte ich unheimlich viel gelernt.

Natürlich sind 300 Euro Umsatz für ein Ein-Personen-Unternehmen viel Geld, aber diese Nerven und die Zeit, die ich schon im Vorfeld investiert hatte, standen dazu in keiner Relation. Abgesehen davon, dass ich grundsätzlich vom Besten in meinem Gegenüber ausgehe und mich diese Dreistigkeit einfach sprachlos gemacht hat. Ich war wirklich sehr gerne für meine Kunden da. Ich habe allerdings öfter erleben müssen, dass sofort die ganze Hand genommen wurde, wenn ich nur einen Finger hingestreckt habe. Egal, ob es um Extrawünsche, extra Zeit oder meine Energie ging. Ich hatte einige Lehrmeister, die mir gezeigt haben, dass ich mir selbst am nächsten sein sollte. Jeder Mensch hat in seinem Leben nur eine Gesundheit, und die gilt es zu schützen. Daher bin ich nun die wichtigste Person in meinem Leben und jedes „Nein“ zu jemand anderem ist immer ein ehrliches „Ja“ zu mir selbst.

Mittlerweile ist es so, dass ich mir fix in meinem Kalender eine Ich-Zeit eintrage. Da wird etwas Entspannendes für Körper und Geist gemacht. Sei es ein Spaziergang im Wald, eine Massage oder Musik hören. Dabei sind der Fantasie keine Grenzen gesetzt.

Ich kann solche Auszeiten nur empfehlen und habe hier auch für dich eine Übung, mit der du dir innerhalb weniger Minuten eine Pause vom Alltag nehmen kannst.

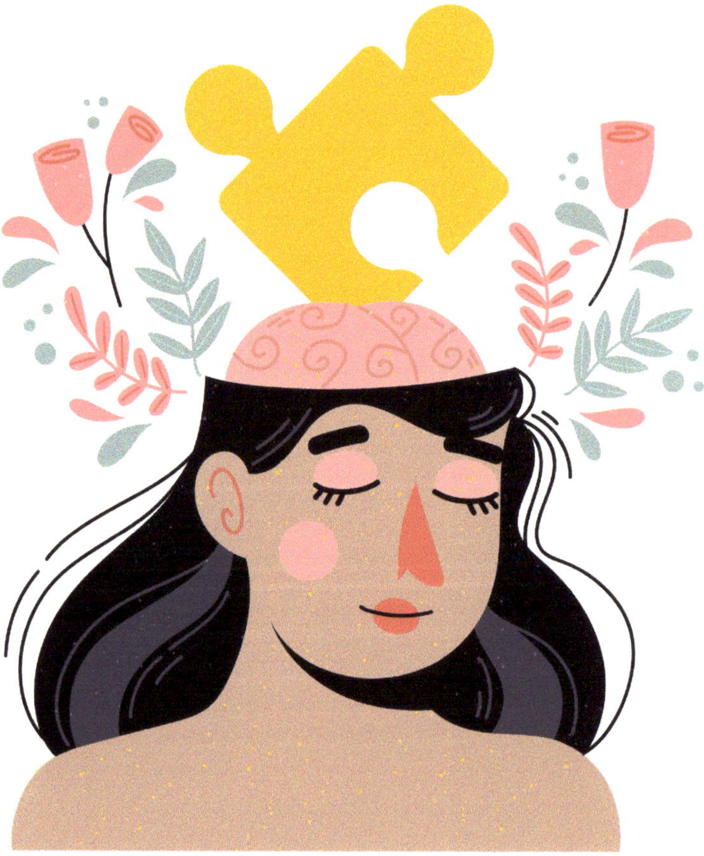

Drei Minuten „Ich-Zeit"

Wenn du gestresst bist, macht sich dein Körper automatisch entweder für einen Angriff oder die Flucht bereit: Die Muskeln spannen sich an und dein Herz schlägt schneller. Diese Reaktion kommt noch aus der Zeit, als der Mensch vor wilden Tieren flüchten musste. Heute kann eine solche Reaktion aber auch dazu führen, dass du dich selbst blockierst. Schließlich soll deine Energie in die Freizeit oder Arbeit fließen.

Chronischer Stress kann zu Kopfweh oder Magenproblemen führen und dem Herz ernsthaft schaden. Um das zu verhindern, kannst du dir regelmäßig kleine Pausen gönnen und dein System entspannen. Mit dieser dreiminütigen Übung gönnst du dir und deinem Körper eine Auszeit:

1. Sitze ganz aufrecht oder lege dich hin. Schließe deine Augen und nimm eine Minute lang alle Empfindungen deines Körpers wahr. Lass deine Gedanken und Gefühle kommen und weiterziehen, ohne sie zu bewerten.

2. Konzentriere dich nun auf deine Atmung. Spüre eine Minute lang, wie sich deine Bauchdecke bei jedem Einatmen hebt und wieder senkt, wenn die Luft ausgeatmet wird.

3. Weite deine Aufmerksamkeit wieder auf deinen ganzen Körper aus und nimm wahr, was du jetzt spüren kannst. Hat sich etwas verändert? Nach einer Minute kannst du deine Augen wieder öffnen.

Ein roter Fleck als Lehrmeister

Ich hatte immer wieder unterschiedlichste Veranstaltungen, Lesungen, Netzwerktreffen oder Vorträge in meinem Café. In einem Fall sogar in Kooperation mit einer namhaften Firma. Am Tag nach diesem Event fand sich eine Mail mit folgendem Betreff in meinem Posteingang: Veranstaltung-Schadensmeldung. Ich öffnete die Nachricht und es poppte ein Fenster auf mit der Bitte um eine Lesebestätigung. Ich wusste gar nicht, dass es noch Leute gibt, die dieses Tool nutzen, um ehrlich zu sein. Der Text war folgender:

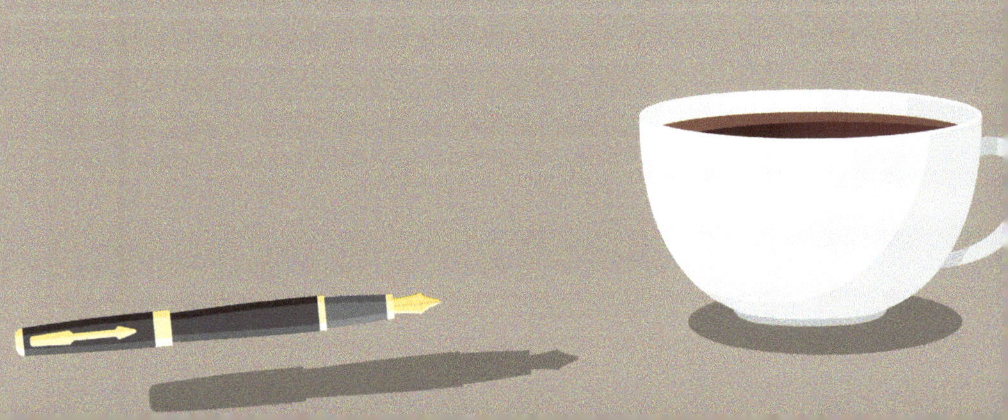

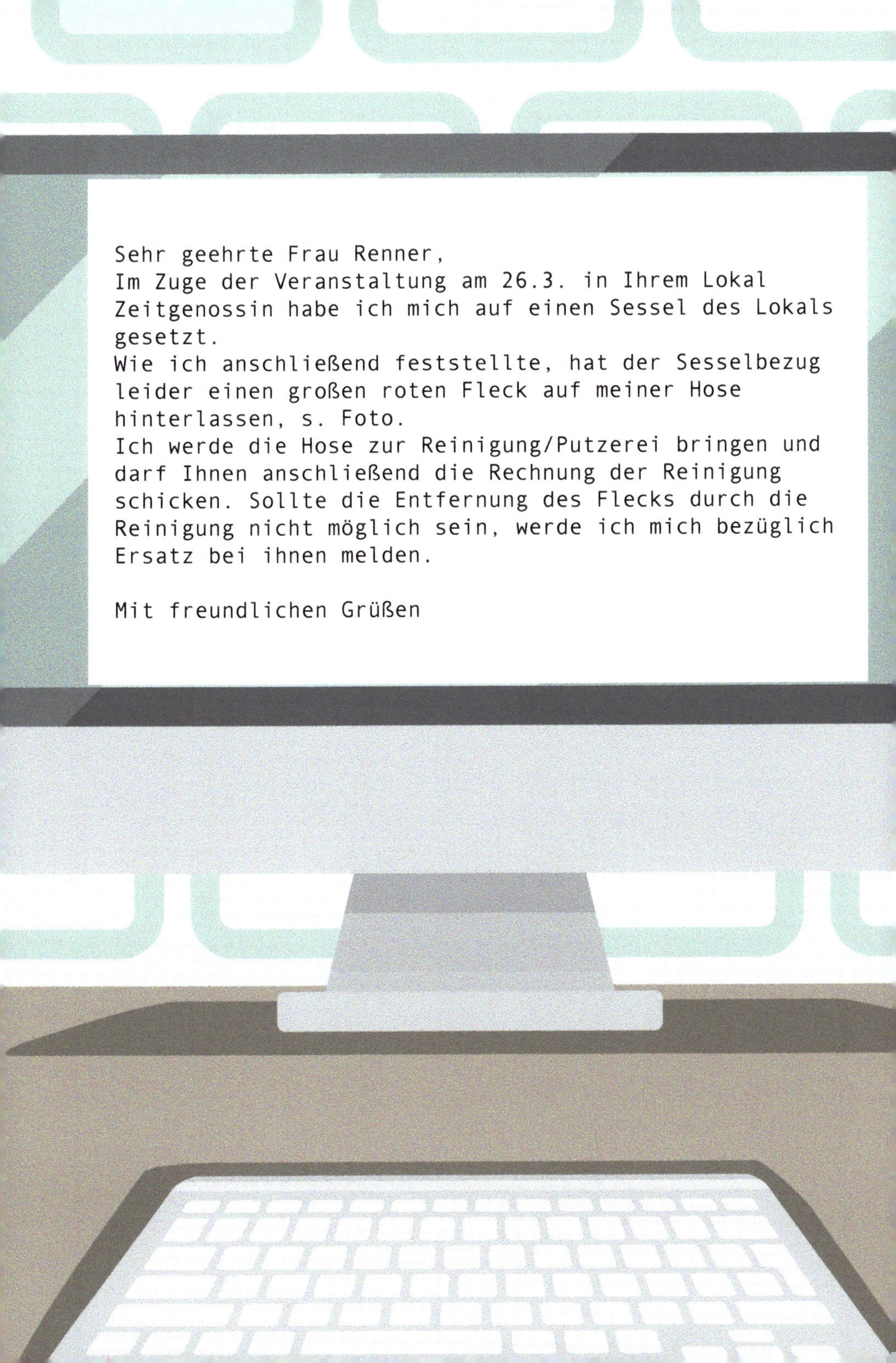

Sehr geehrte Frau Renner,
Im Zuge der Veranstaltung am 26.3. in Ihrem Lokal Zeitgenossin habe ich mich auf einen Sessel des Lokals gesetzt.
Wie ich anschließend feststellte, hat der Sesselbezug leider einen großen roten Fleck auf meiner Hose hinterlassen, s. Foto.
Ich werde die Hose zur Reinigung/Putzerei bringen und darf Ihnen anschließend die Rechnung der Reinigung schicken. Sollte die Entfernung des Flecks durch die Reinigung nicht möglich sein, werde ich mich bezüglich Ersatz bei ihnen melden.

Mit freundlichen Grüßen

Angehängt war das Foto einer weißen Hose mit rotem Fleck auf dem Hosenboden.

Ich las die Mail dreimal durch und würde wetten, dass mein Mund währenddessen sicherlich offen gestanden ist vor lauter Erstaunen. Mein erster Gedanke war der, dass ich in meinem Café schwarze Stühle habe und somit kein Sesselbezug rote Flecken produzieren kann. Dennoch wischte ich mit einem nassen Putzfetzen über alle Sitzflächen, um sicherzugehen, dass nirgendwo rote Rückstände zu finden waren. Und nein, meine Sessel färbten weder rot noch in irgendeiner anderen Farbe ab.

Da mir die Mail jedoch keine Ruhe ließ, erkundigte ich mich bei anderen Gastronomen aus meinem Umfeld, wie sie solche Anliegen handhabten. Wirklich schockierend war, dass der Großteil seine Versicherung einschaltete, um solche Anliegen zu bearbeiten. Denn in solchen Fällen kann eine negative Bewertung auf allen möglichen Plattformen sowie eine daraus resultierende schlechte Mundpropaganda mehr Schaden anrichten, als es kosten würde, das vermeintlich verschmutzte Kleidungsstück zu ersetzen. In einem Lokal wurden sogar zerrissene Strumpfhosen, die sich an einem Stuhl aufgerieben hatten, reklamiert. Nach diesen Erfahrungen wählte ich die sicherste Methode ohne Gegenwind und schaltete meine Versicherung ein. Das ist definitiv eine jener Situationen, die ich nun anders handhaben würde. Ich würde dem Herrn freundlich, aber bestimmt antworten, dass es in meinem Lokal keine roten Sitzmöglichkeiten gibt und ich ihm viel Erfolg bei der Suche nach dem Übeltäter und der Entfernung des Fleckes wünsche.

Aus Angst habe ich anders gehandelt. Angst ist generell der schlechteste Berater, kann ich nun sagen. Aus diesem Grund habe ich gelernt, meine Fehler zu Freunden werden zu lassen. Vielleicht hilft folgendes Gedankenmodell ja auch dir, um die eine oder andere Situation aus einem anderen Blickwinkel sehen und anders handeln zu können.

Fehler werden zu Freunden

Jeder von uns macht Fehler und kennt das schlechte Gefühl, das sich im ganzen Körper ausbreitet, wenn man einen Fehler gemacht hat. Dabei sind Missgeschicke genau das, was uns wirklich weiterbringt. Sie helfen uns, an uns selbst zu arbeiten und uns zu verbessern. Also lass sie ziehen, auch wenn es dich ärgert.

Probiere einfach, deine eigenen Fehler als etwas Positives wahrzunehmen. Solltest du später nämlich einmal in eine ähnliche Situation kommen, weißt du genau, was zu tun ist.

Businessplan

Im Zuge des Schreibens dieses Buches habe ich meinen Businessplan wieder zur Hand genommen, den ich vor der Eröffnung des Lokals verfasst habe. Um ehrlich zu sein, habe ich beim Lesen herzlich gelacht. Zwischen Plan und Realität liegen wirklich viele Kilometer. Einige Annahmen sind so gar nicht eingetroffen oder wurden nach dem ersten Monat schon verworfen. Was allerdings total aufgegangen ist, war die Idee, mit meinem Café einen richtigen Wohlfühlort zu schaffen.

Schon in meinem Businessplan steht nämlich Folgendes geschrieben:

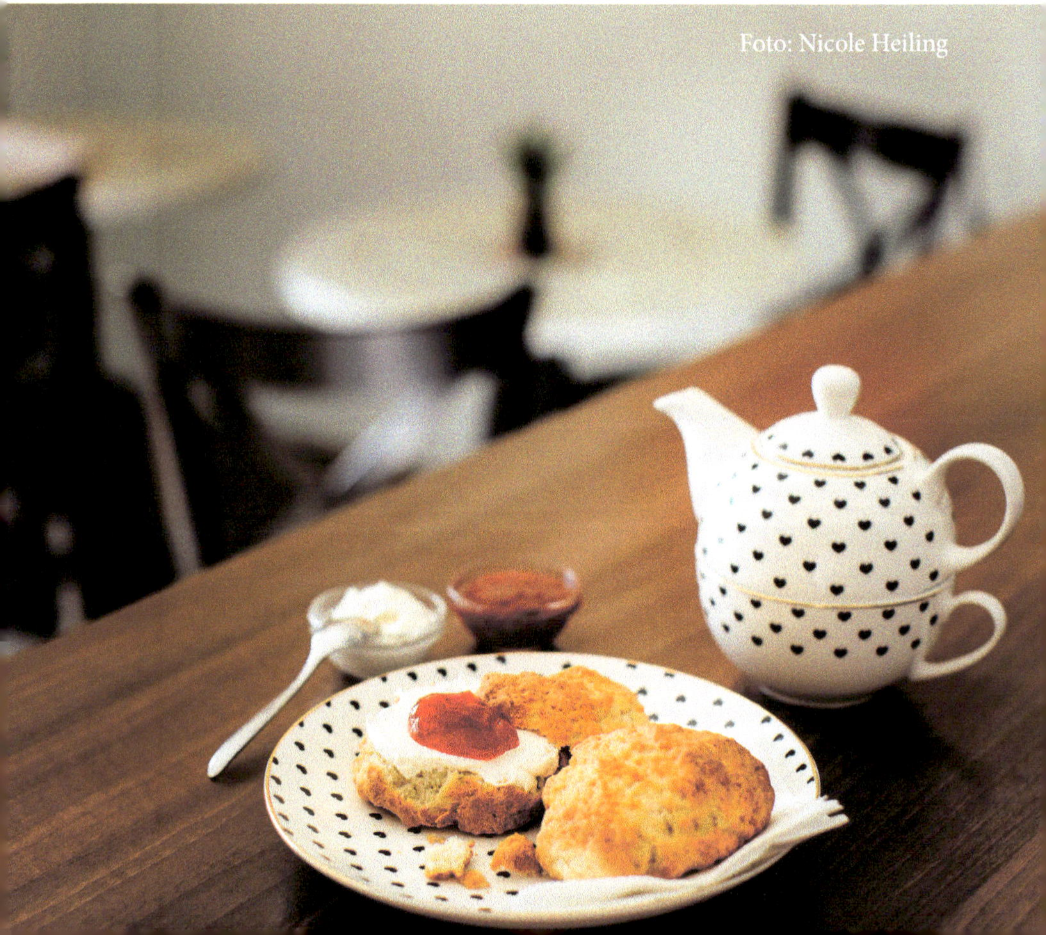
Foto: Nicole Heiling

Mit meinem Café will ich ein „zweites Wohnzimmer" in der sonst recht anonymen Großstadt schaffen, in dem sich meine Gäste wohlfühlen und glücklich sind, wo sie gekannt werden und sich fühlen wie bei Freunden oder zu Hause. Mein Ziel ist es, dass es nach jeder Begegnung mit mir und meinem Café Zeitgenossin dem Gegenüber besser gehen soll als davor.

In der heutigen, schnelllebigen Zeit ist es mir wichtig, einen Ort der Herzlichkeit und des Lächelns zu bieten, den die Leute in ihren Alltag integrieren können, und an dem sie zusätzlich zu guter Verpflegung auch noch Kraft und Energie tanken können.

Während viele Mitbewerber ihre Produkte emotions- und fantasielos anbieten, schwingt im Café Zeitgenossin immer der eigene Charme und viel Herz mit.

Im Café wird jede Person mit Wertschätzung behandelt und einem Lächeln empfangen. Die Kunden sollen automatisch ein angenehmes Gefühl bekommen, wenn sie an das Lokal denken.

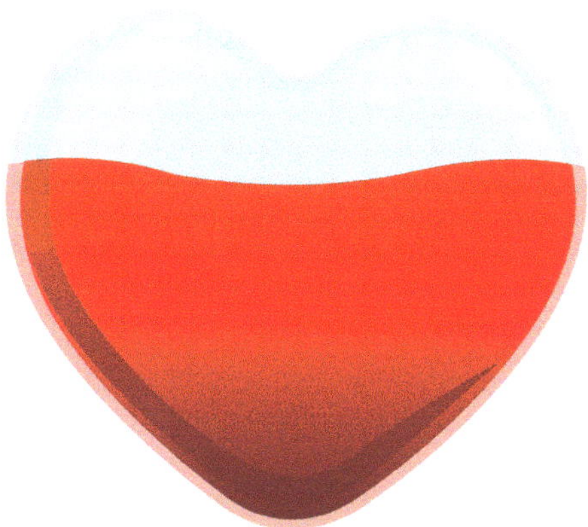

Während ich die ganze Zeit dachte, Scones seien mein größtes Zugpferd, wurde mir wieder einmal bewusst, dass es vielmehr meine Persönlichkeit war. Meine Gäste wollten sich mit Lachen, Freude und Leichtigkeit umgeben. Um zu erkennen, dass meine Superkräfte Herzlichkeit und mein Lachen sind, musste ich also ein Café eröffnen. Manchmal braucht es offensichtlich Umwege. Hätte mir das früher jemand gesagt, hätte ich es auch nicht geglaubt. Ich musste es erleben, spüren und viele Rückmeldungen von nahezu fremden Menschen bekommen, um es zu begreifen.

Hier ein kleiner Ausschnitt der Rezensionen für mein Café auf Google:

Die Definition eines Wohlfühl-Cafés. Von der herzlichen Begrüßung durch die Besitzerin bis hin zu den liebevollen Details in der Dekoration und auf den Tellern. Man merkt, dass hier mit viel Herzblut gebacken und bedient wird!

Wir kommen gerne wieder.

Kerstins supersüßes Café Zeitgenossin ist perfekt für ein nettes Tratscherl, ein gutes Buch oder einen Kaffee mit der besten Freundin. So eine herzliche Strahlefrau, bei der man sich sofort wohlfühlt!

Köstliche Scones und Kakao mit Minimarshmallows lassen das Herz höherschlagen.

Das Lokal schaut sehr süß aus und die Mitarbeiterin ist sehr, sehr nett!!!

Fantastisch! Geniales Konzept, Scones, Teeee und nette Gespräche. Die Chefin ist einfach das, was sie tut!!! Superladen.

Das beste und netteste Café in Wien…

nein, Österreich…

nein, auf der ganzen Welt! Herrlicher Cheesecake und die freundlichste Kaffeehausinhaberin, die es gibt... dort sind Menschlichkeit und Lachen zuhause!

Hier kann man wirklich eine Auszeit genießen.
Eine zuckersüße Besitzerin, die ihre Berufung auch ausstrahlt ...

Sehr nettes kleines Café mit einer ebenso netten Besitzerin! Kaffee und Tee sind gut, die selbst gebackenen Scones und Kuchen wunderbar. Kann ich nur empfehlen – ein Ort für alle Lebenslagen.

Ein sehr nettes Café; die Inhaberin selbst garantiert für guten Service. Sehr nettes Flair, das man sonst nur in Filmen sieht.

Extrem freundliche Besitzerin und sehr gute Scones.

Supergute Cookies und Sandwiches, sehr guter Kaffee, alles überstrahlt von Kerstins Lächeln.

Wenn ich diese Rückmeldungen so durchlese, ist in diesem Punkt genau das eingetroffen, wovon ich in meinem Businessplan geschrieben habe. Das lässt mein Herz höherschlagen und macht mich unheimlich stolz und froh. Schon Johann Wolfgang von Goethe sagte: „Es muss von Herzen kommen, was auf Herzen wirken soll" – und ich kann diesem Mann nur voll und ganz zustimmen.

Damals wusste ich noch nicht, was Visualisierungen sind. Dennoch habe ich sie bereits unbewusst angewandt.

Und weil Visualisierungen mittlerweile nicht mehr aus meinem Alltag wegzudenken sind, möchte ich dir erklären, was es damit auf sich hat. Jeder Mensch besitzt die Fähigkeit, aus Gedanken und Träumereien Bilder zu machen. Sei es in Tagträumereien, in der Nacht oder als Zeichnung, Collage oder Schrift. Ein Visionboard ist eine Darstellung all der Dinge, die jemand in seinem Leben haben, tun und sein möchte. Ganz nach dem Motto: „Die Energie folgt der Aufmerksamkeit". Aktuell liebe ich es, für alle neuen Projekte (beruflich wie privat) eine Zielcollage zu machen, um dadurch noch intensiver an meinen Visionen zu arbeiten. Deshalb ist es wohl wenig überraschend, dass auch dieses Buch auf einem Visionboard basiert.

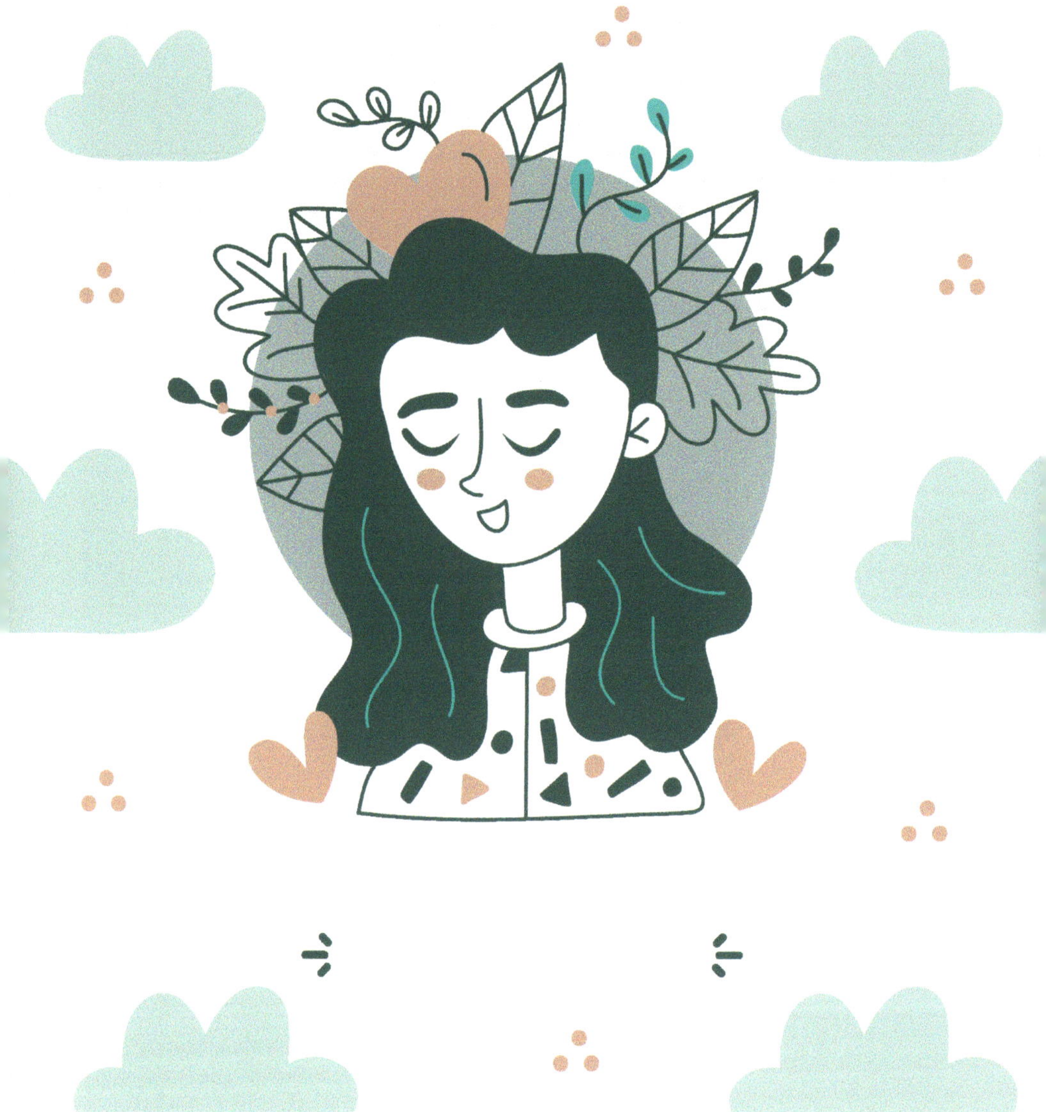

Und so funktioniert die Visualisierung garantiert auch bei dir:

Visualisiere dein Ziel

1. Setze oder lege dich bequem hin.

2. Schließe die Augen und atme bewusst dreimal tief ein und aus.

3. Stelle dir nun eine konkrete Situation vor, wie du sie dir wünschst. Ein Ziel.

4. Mach die Bilder in deinem Kopf so klar und lebhaft wie möglich.

5. Achte auf Details: Was hörst du? Was siehst du? Was fühlst du? Wo bist du? Wer ist noch dort? Wie ist das Licht? Wie stehst du? Wohin schaust du?

6. Je echter und lebhafter die Bilder in deiner Vorstellung sind, umso wirkungsvoller sind sie.

7. Es geht jetzt einzig und allein um dein Ziel, die Realität wird ausgeblendet! Mach dir das immer wieder bewusst.

Du kannst diese Übung gerne täglich machen.

Die erste Kontrolle

Listen schreiben, genauen Putzplan dokumentieren, Schädlingsbekämpfungsmonitoring sowie Temperaturen messen sind nur ein paar der Vorschriften, die in der Gastronomie zu erfüllen sind und penibel kontrolliert werden.

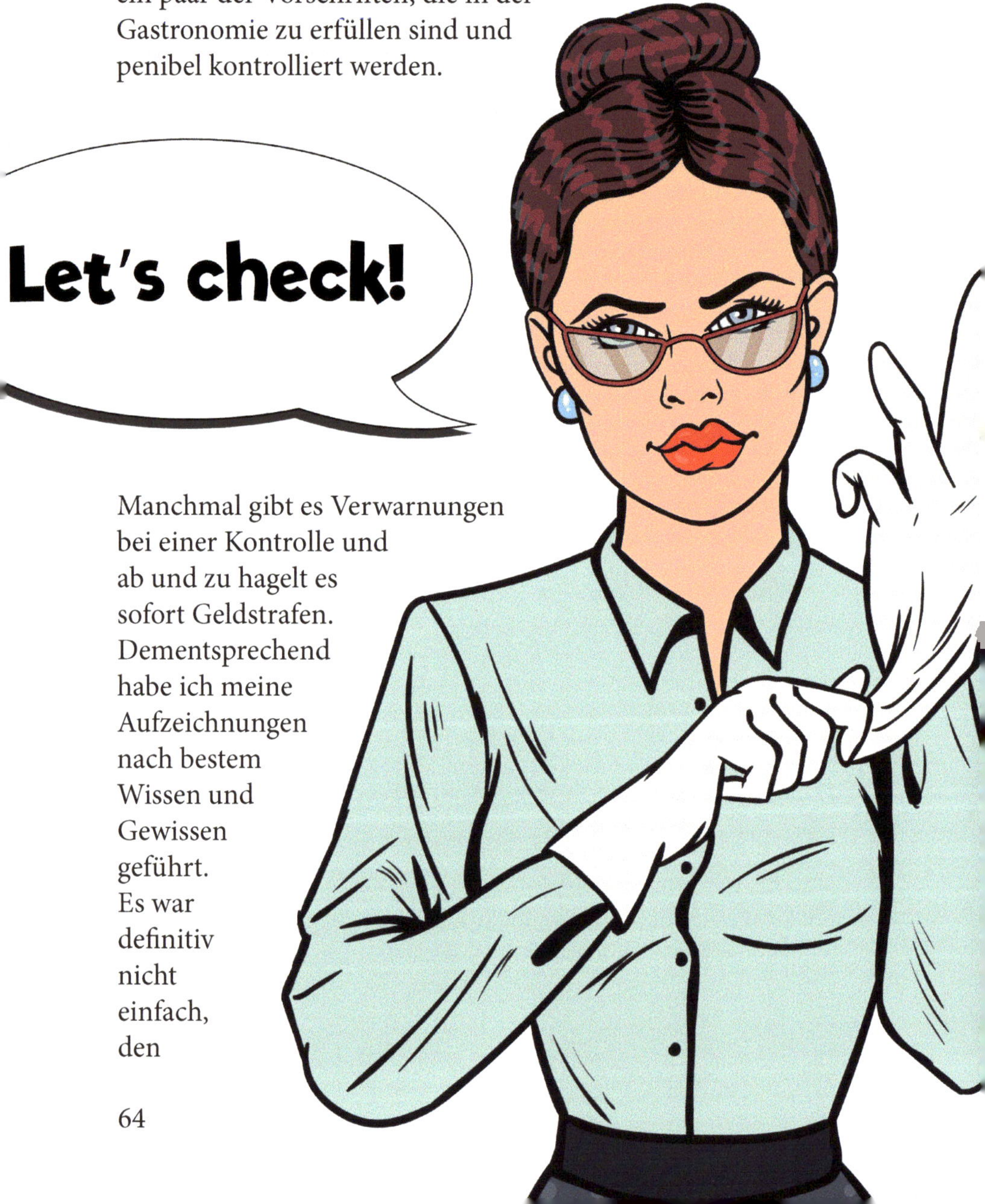

Manchmal gibt es Verwarnungen bei einer Kontrolle und ab und zu hagelt es sofort Geldstrafen. Dementsprechend habe ich meine Aufzeichnungen nach bestem Wissen und Gewissen geführt. Es war definitiv nicht einfach, den ganzen Überblick über neue Vorschriften zu behalten. Bei Fragen versuchte ich mich über diverse Infostellen schlau zu machen, doch wenn ich zwei unterschiedliche Leute am Telefon hatte, bekam ich meist entgegengesetzte Antworten. Somit schrieb ich mir auch die Telefonate auf, um im Falle des Falles nachweisen zu können, woher die Information stammt.

Irgendwann war es dann soweit. Eine Dame spazierte in mein Café und wies sich sofort aus. Sie kam vom Marktamt und wollte die Hygiene in meinem Café kontrollieren.

Meine Lippen verzogen sich sofort zu einem Lächeln und ich sagte ihr, wie sehr ich mich über ihren Besuch freute. Sie war sichtlich verwirrt, machte einen Schritt zurück und wusste nicht so recht, was sie von meiner Reaktion halten solle. So wurde sie vorher wohl noch nie begrüßt.

Ich war hingegen einfach froh, einmal eine Person, die sich auskannte, in Fleisch und Blut vor mir zu haben und stellte ihr sofort all meine Fragen. Ich wusste z.B. nicht, ob Hunde in meinem Café erlaubt waren, da ich ja eine offene Küche hatte.

Nachdem ich die Dame gute fünfzehn Minuten mit meinen Fragen gelöchert hatte, wollte sie beinahe schon gehen, um mehr Distanz zu mir zu bekommen. Da war ich allerdings ohnehin schon am Ende meiner Wissbegierde angekommen. Also kontrollierte sie noch diverse Listen, ausgehängte Informationen, Beschilderungen, die Speisekarten und einiges mehr. Alles war zu ihrer Zufriedenheit.

Ich habe aus meiner ersten Kontrolle mitgenommen, einfach freundlich zu sein. Dann ist die Kontrolle für das Gegenüber offensichtlich unangenehmer als für einen selbst.

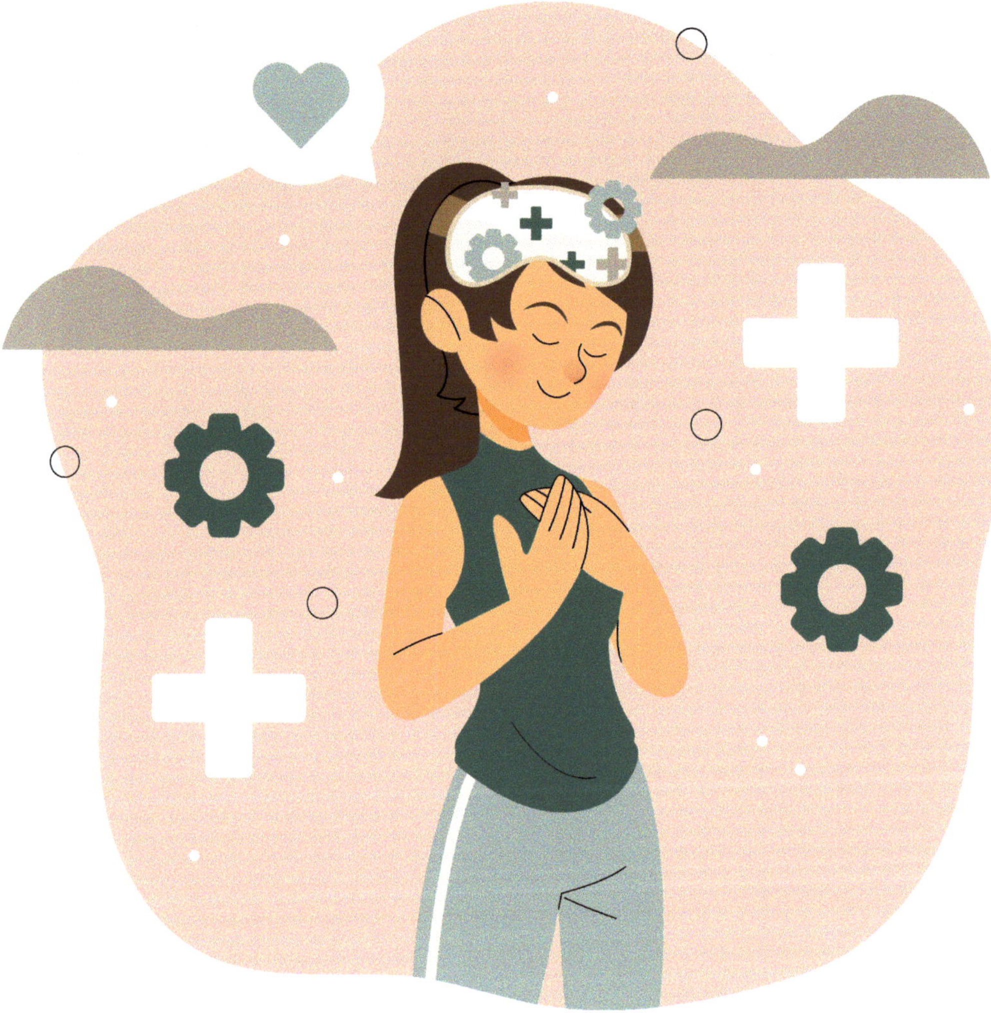

Einatmen, ausatmen, lächeln

Eine ganz einfache, aber sehr effektive Übung, die dir dabei hilft, auch in stressigen Situationen nicht die Zuversicht zu verlieren, ist zugleich eine der einfachsten. Sie nennt sich „Lächelnde Atmung" und sie geht so:

Einatmen, ausatmen und lächeln. Wiederhole diesen Ablauf zehn Mal.

Tür zur Vergangenheit

Eine gute Freundin hat zu mir gesagt: „Eines der tollsten Dinge daran, dass du jetzt ein Café hast, ist, dass ich ganz oft weiß, wo du zu finden bist und einfach spontan vorbeikommen kann."

Da war sie definitiv nicht die einzige Person, der das aufgefallen ist, denn im ersten Jahr ist ein Großteil meiner Vergangenheit durch die Eingangstür spaziert und plötzlich vor mir gestanden. Egal, ob ich wollte oder nicht.

Einmal wurde ich sogar von einem Exfreund aus meinem Café gebeten, damit er sich dann auf der Straße lang und breit bei mir für sein Verhalten fünf Jahre zuvor entschuldigen konnte. Für mich war zu diesem Zeitpunkt schon alles vergeben und vergessen, mein Leben ging weiter und mein Herz war offen für eine neue Person. Mein Exfreund klagte mir jedoch sein Leid über sein schlechtes Gewissen und predigte, was ich nicht für eine wundervolle Person sei. Währenddessen dachte ich nur daran, dass ich, statt vor meinem Café zu stehen, gerne in meinem Lokal wäre, um mich um meine Gäste kümmern zu können. Als ein neuer Gast an mir vorbei ins Lokal ging, beendete ich die unangenehme Situation.

Es gab aber auch richtig schöne Überraschungen aus meiner Vergangenheit, wie z.B. den Besuch eines Schulkollegen aus der Unterstufe. Plötzlich stand er mitsamt Freundin und Hund in meinem Lokal, obwohl wir uns das letzte Mal im Alter von dreizehn Jahren gesehen hatten. Ich bekam meinen Grinser gar nicht mehr aus dem Gesicht. Wir plauderten über alte sowie aktuelle Zeiten. Sogar eine ehemalige Kollegin aus der Volksschule fand ihren Weg durch diese Zaubertür meines Cafés. Das 15-jährige Klassentreffen meiner Maturaklasse fand somit in meinem zweiten Wohnzimmer statt. Genauso wie die Babyparty meiner besten Freundin aus Schulzeiten.

Ein besonders geheimnisvoller Gruß waren Blumensträuße, die immer wieder von einem Lieferdienst gebracht wurden. Manchmal mit beschrifteter Karte inklusive Namen und dann wieder ohne. Als neugierige Person, die ich nun mal bin, war es immer wieder eine Herausforderung, das auszuhalten. Ich lernte, mich einfach an Anblick sowie Geruch der Blumen zu erfreuen und die Aufmerksamkeit zu genießen.

Nachdem ich mich mit der Tatsache, dass ich durch mein Café leicht zu finden war, abgefunden hatte, wachte ich jeden Morgen voller Vorfreude und Neugier auf, welche Personen mich denn an diesem Tag mit ihrem Besuch beehren würden. Ich wusste nie, wer die Tür als nächstes öffnen würde.

Dazu kam noch die wundervolle Tatsache, dass unbekannte Gesichter zu bekannten wurden. Ich bin davon überzeugt, dass ich im Café Zeitgenossin die besten Stammgäste der Welt hatte. Dazu mehr im nächsten Kapitel.

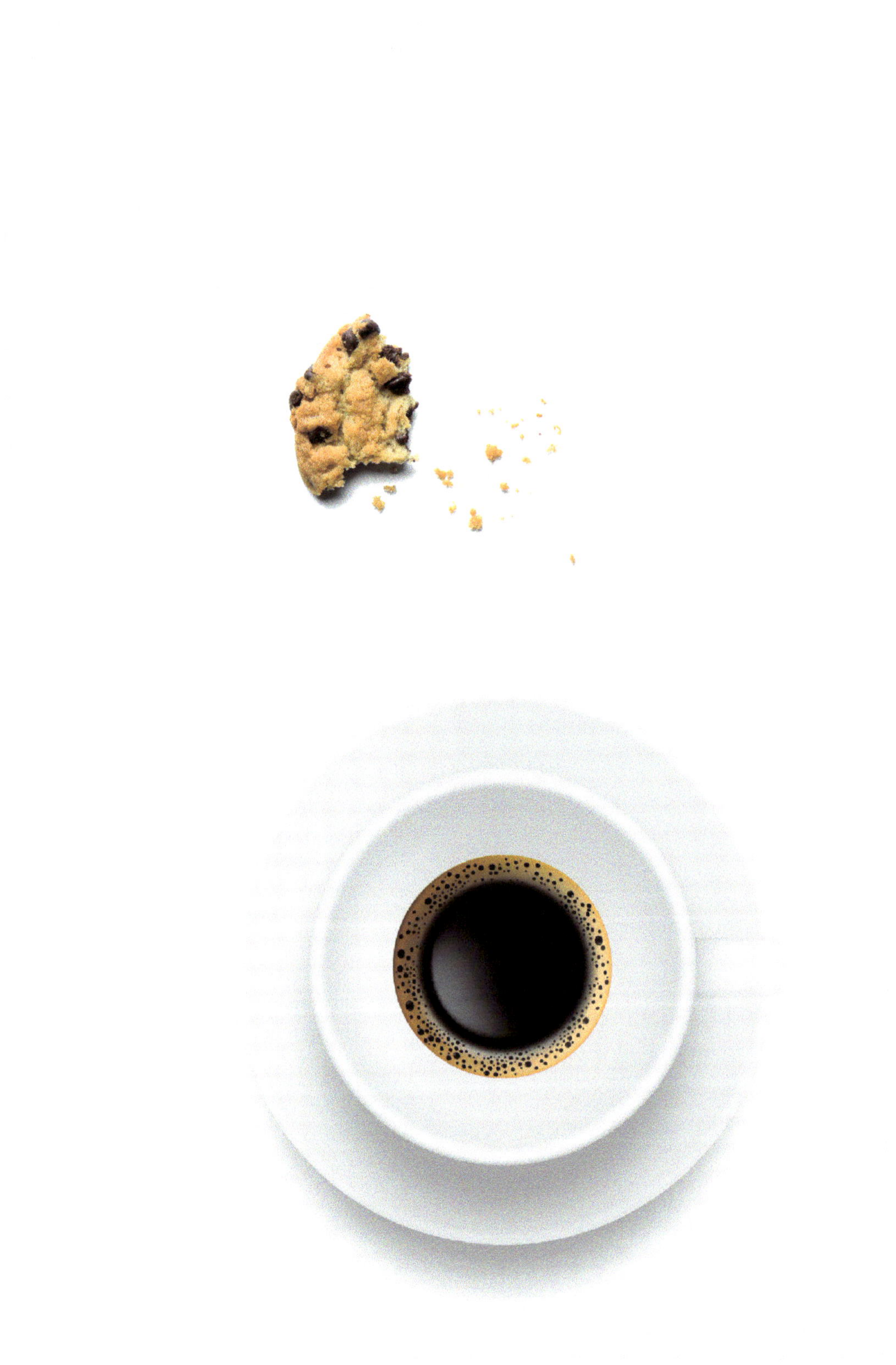

Meine unvergleichlichen Stammgäste

Stammgäste

Wer einmal im Café Zeitgenossin war, ist wiedergekommen. Da konnte ich mich darauf verlassen. Das konnte ich am Strahlen der Gesichter meiner Gäste beim Gehen ablesen. Anfangs wusste ich noch, welche Personen ich schon gesehen hatte, und welche Menschen Neukunden waren. Doch das konnte ich mir recht schnell abschminken, weil immer mehr neue Gäste ins Café kamen. Deshalb begrüßte ich einfach jede Person mit einem Lächeln und einem „Ja, hallo!". So, als ob ich jeden einzelnen Gast bereits erwartet hätte. Ein Geniestreich, denn so fühlten sich die Leute bei mir im Café wie in ihrem Zuhause. Auf diese Weise wurden Gäste zu Stammgästen.

Das folgende Kapitel fasst unterschiedlichste Geschichten über meine Stammkundschaft zusammen. Ihre Gemeinsamkeit: Jeder Gast hat das Herz am rechten Fleck.

Ich wurde mit der Zeit immer öfter zu Geburtstagsfeiern meiner Gäste eingeladen. So auch zu der meines Café-Nachbarn. Da ich aus Zeitgründen leider nicht bei der Feier dabei sein konnte, hat mich die Partygemeinde vor Ladenschluss überrascht und Cocktail-Variationen vorbeigebracht. Ich durfte mir einen Cocktail aussuchen und habe eine Veilchen-Margarita mit Zuckerrand genossen.

Via Mail bekam ich den Screenshot einer Quizfrage geschickt. Sie lautete: „Womit werden Scones gegessen?“ Darunter der Text: „Danke, dass ich das dank dir lernen konnte!“

Das Beschriften der Kreidetafeln war immer wieder eine Herausforderung für mich. Obwohl ich meine Perfektion schon abgelegt hatte, drückte ich mich öfters vor der Aufgabe. Als ich meinen A-Ständer beschriftet hatte, kam ein Grafiker, der bereits in Pension war, zur Tür herein. Er begutachtete mein Kunstwerk.

Zuerst meinte er: „Es fehlt definitiv ein Herz auf der Tafel, denn das macht dieses Café einfach aus.“

Und dann stand er auch schon mit einem Kreidestift vor der Tafel und widmete sich eine halbe Stunde nur der Gestaltung derselben.

Eines Morgens hing an meiner Tür ein Zettel mit einem Foto der Kerstin Bar, einem Nachtclub mit Tabledance. Darunter stand geschrieben: „Das Geheimnis ist gelüftet. Ich weiß nun, was dein zweites Standbein ist“. Ein riesengroßer, lachender Smiley daneben.

Ich probierte immer wieder neue Kuchenrezepte aus, je nach Lust und Laune. An diesem Tag war es ein Marillen-Pudding-Streuselkuchen. Als ich einem Stammgast ein Stück davon servierte, sagte ich beiläufig, dass ich mich über Feedback freuen würde. Er nahm einen Bissen und sagte: „Ich mag Pudding, Marillen sind mein Lieblingsobst und Streuselkuchen sind sowieso genial. Ich kann unmöglich objektiv sein, denn ich habe das Gefühl, als hättest du den Kuchen extra für mich gemacht.“

Eine ganz liebe Stammkundin kam mit ihrem Sohn zu mir ins Café, seit er sechs Monate alt war. Dementsprechend gut kannte seine Mama die Spielecke und deren Inhalt. Viel besser als ich, um ehrlich zu sein. Immer wieder fragte sie mich, wo denn dieses oder jenes Spielzeug sei. Jedes Mal wieder grinste ich, zuckte mit den Schultern und meinte, dass ich ihr da nicht helfen könne. Denn außer beim Putzen beschäftigte ich mich kaum mit dem Spielzeug. Manchmal verschwand etwas auf Nimmerwiedersehen und dann wieder lag plötzlich zusätzliches Spielzeug in der Ecke herum. Als einmal eine Freundin einen Hochstuhl von mir ausborgte, kam zwei Tage später besagte Stammkundin mit ihrem Sohn zu mir und fragte: „Dass ein Hochstuhl fehlt, ist dir aber schon aufgefallen, oder?“

Im Herbst kam eine Stammkundin in mein Café – in der Hand hielt sie eine Tortentransportbox. Sie erzählte mir, dass sie heute Geburtstag hat und mir deshalb sehr gerne ein Stück der Torte anbieten wolle. Der Gedanke kam ihr spontan, als sie mit der Straßenbahn an meinem Café vorbeifuhr. Natürlich kostete ich sehr gern ein Stück, wir stießen noch auf ihren Geburtstag an und plauderten.

Ich finde Pflanzen richtig schön, nur was deren Pflege betrifft, bin ich definitiv nicht so bewandert. Meine einzige Pflanze im Café wurde übergossen und befand sich daher länger in einem kritischen Zustand. Doch mit vereinten Kräften und Unterstützung meiner Gäste richtete sie ihre Blätter immer mehr auf. Ich wurde mit Tipps und Tricks versorgt und manchmal steckten meine Gäste sogar ihre Finger in die Erde meiner Pflanze, um deren Wasserbedarf zu überprüfen. Schließlich bekam ich sogar noch einen kleinen Pflanzenpartner für meine einzige Café-Pflanze geschenkt und nur eine Woche später kam ein weiterer Stammgast mit Blumenerde vorbei mit den Worten „Ich setze sie dir gerne um, einen Topf bringe ich noch".

Nachdem ich eine Woche krank war und das Café geschlossen bleiben musste, habe ich von einer lieben Kundin „Schön, dass du wieder gesund bist"-Blumen geschenkt bekommen. Als die Überbringerin ein Foto machte, sagte sie: „Und jetzt ‚Alle meine Entchen' singen!". Ich begann natürlich sofort zu lachen. Sie: „Ja, das funktioniert immer!"

„Fräulein, meine Tasse ist kaputt!“, schallte es eines Tages quer durchs Café.

Es dauerte einen Moment, bis ich bemerkte, dass ich mit „Fräulein“ gemeint war. Etwas verwirrt startete ich in Richtung der betreffenden Dame los und bekam Folgendes gesagt: „Die Tasse ist kaputt, die ist leer. Bitte auffüllen!“ Das war ohne Zweifel mal eine kreative Art und Weise, zu bestellen.

Nach der Sommerpause des Cafés kam ein Stammgast mit einem „Willkommen zurück!“ auf den Lippen ins Lokal. Als er mich genauer ansah, sagte er: „Bissl a Farbe hast a kriegt. Man sieht, dass d‘im Freien warst“.

In meinem zweiten Jahr als Gastronomin bekam ich einen Einhorn-Adventkalender fürs Café geschenkt. Die Aussage dazu lautete: „Ich habe ihn gesehen und er musste einfach zu dir ins Café.“

Das Faszinierende daran war, dass ich im Jahr zuvor von einer anderen Person denselben Adventkalender mit ähnlichen Worten geschenkt bekommen hatte.

Beim Abservieren eines Tisches fand ich ein kleines Milchkännchen vor, das in einem Wasserkrug steckte. Es ließ sich einfach nicht mehr bewegen. Ich dachte schon darüber nach, beide einfach fallen zu lassen, um zu sehen, welches überlebt. Doch da hatte ich nicht mit meinen wundervollen Gästen gerechnet. Tags darauf kam eine fünfköpfige Familie in mein Café und machte es sich zur Aufgabe, das Milchkännchen zu befreien. Reihum wurde mit viel Eifer und Geduld herumprobiert. Mit etwas Spülmittel, einer besonderen Klopftechnik und einer kleinen Zange trennten sie schließlich nach 20 Minuten die Kannen voneinander.

Ein kleiner Kerl mit gerade einmal einem Jahr kam schon mehr als die Hälfte seines Lebens mit seiner Mama ins Café. Wenn neue Leute in seinem zweiten Wohnzimmer saßen, betrachtete er diese ganz genau. Durch ihn kannte ich jede noch so kleine Unebenheit im Boden und eine Zeit lang sagte er „Ding Dong", sobald sich die Tür öffnete.

Immer wieder gab es Café-Tage voller wunderbarer Kleinigkeiten. Angefangen von Aussagen wie „Mein Kollege hat gesagt, die Kaffeetant' is wieder da", über „Deine Postings sind immer so nett, daher musste ich jetzt einfach mal vorbeikommen", bis hin zu einer Schürze, die mir eine Stammkundin aus dem Urlaub mitgebracht hat.

Es sind die vielen Kleinigkeiten, die das Leben so lebenswert machen.

Das sind Erlebnisse, die ich mir niemals hätte ausmalen können, bevor ich mein Café eröffnet habe. Das sind die Momente, die meine Selbstständigkeit so unfassbar lebenswert machten.

Im vergangenen Jahr las ich einen Bericht darüber, dass eine Supermarktkette Plauderkassen einführte. Als Hauptgrund wurde angegeben, dass man damit der Vereinsamung älterer Menschen entgegenwirken wolle. Ich würde das Ganze tatsächlich auf alle Altersklassen auslegen.

Denn wo findet man heutzutage noch ein freundliches Wort, ein Lächeln oder gar eine nette Unterhaltung?

Immer wieder hatte ich Begegnungen im Café, die mir die Augen geöffnet haben. Ein junger Mann meinte, er habe von diesem Wohlfühlort gehört, und da er gerade eine unschöne Zeit durchmachte, hätte es ihn in mein Café gezogen. Ich erwiderte, dass ich das nicht zum ersten Mal hörte. Daraufhin meinte er: „Du gibst den Leuten einfach Hoffnung."

Ich bin generell der Meinung: Wenn wir nur ein kleines bisschen mehr aufeinander schauen, dann wird die Welt ein großes Stückchen besser.

Lächle deine Mitmenschen an, mach ihnen Komplimente oder hab eine nette Plauderei mit ihnen. Ich habe das Gefühl, jede einzelne Person kann das derzeit gut brauchen.

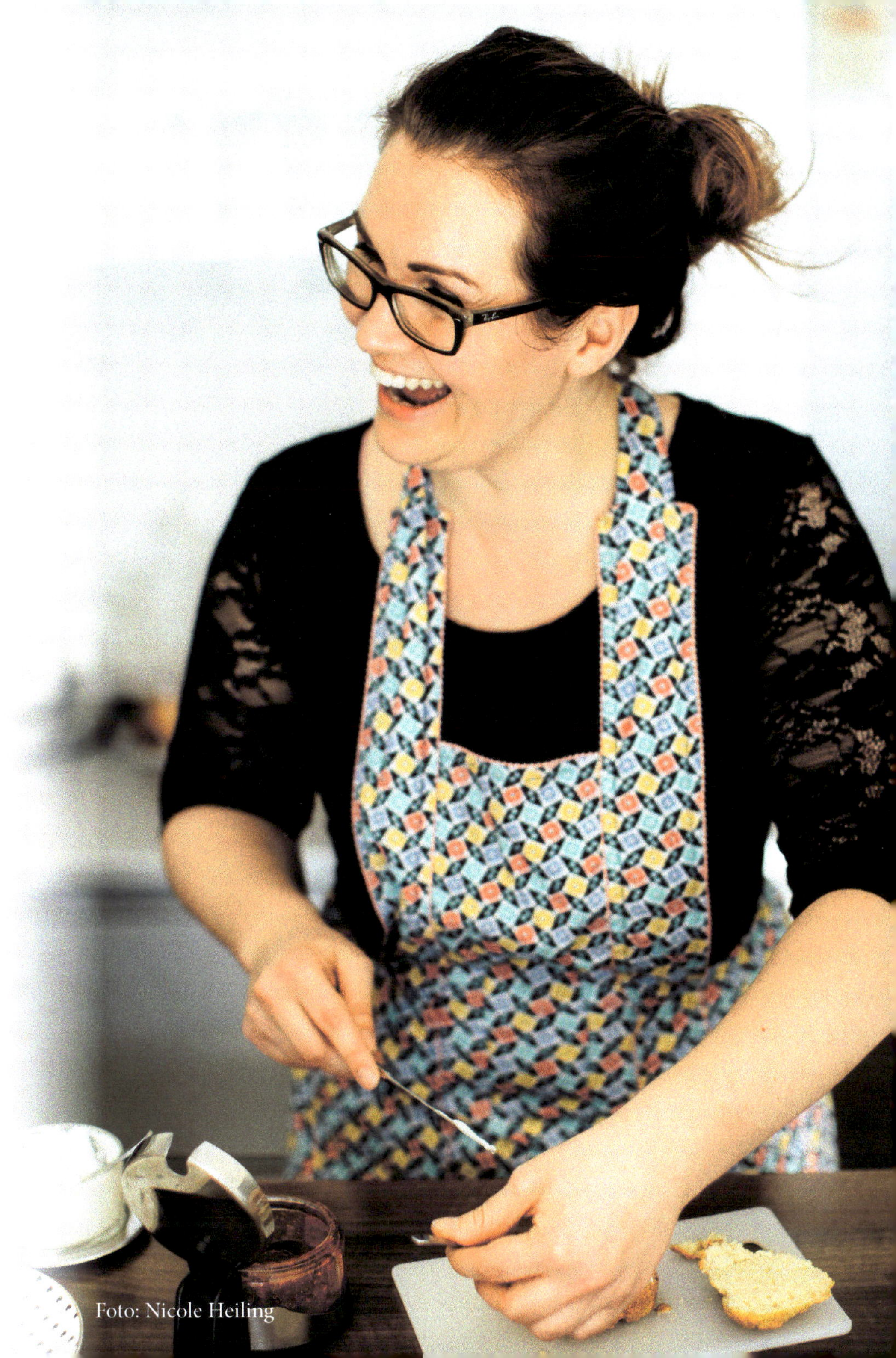

Foto: Nicole Heiling

Online Dating im eigenen Café

Eine der häufigsten Fragen, die einem beim Online Dating gestellt wird, lautet: „Was machst du beruflich?“ Da ich eine Verfechterin von offener und ehrlicher Kommunikation bin, habe ich in den Anfangszeiten meiner Selbstständigkeit diese Frage mit der uneingeschränkten Wahrheit beantwortet. So habe ich in der Woche vor meiner Eröffnung via Online Dating mit einem sympathischen Piloten geschrieben.

In dieser Phase waren viele Endvorbereitungen und letzte Entscheidungen an der Tagesordnung und ich erzählte ihm, wie mein Café immer mehr weibliche Züge annimmt, obwohl ich es eher neutral halten wollte. Wir scherzten über Feenstaub, der auf der Toilette von oben auf die Gäste gesprüht werde, dass jede Person einen Zauberstab bekäme, alles in Rosa gehalten würde, und vieles mehr. Bei unseren Chats waren der Fantasie keine Grenzen gesetzt und es tat mir richtig gut, mit einer fremden Person einfach herumzublödeln. Als ein mögliches Treffen zur Sprache kam, meinte er, vorher müsse er mir noch etwas Wichtiges sagen.

Die Wahrheit war nämlich die: Er war verheiratet, hatte zwei Kinder und das auf den Fotos war auch nicht er selbst. Meine Antwort war dementsprechend kurz und bündig: „Ich wünsche mir, nie wieder etwas von dir zu hören.“ Er versuchte zwar noch, sich zu entschuldigen, aber von mir gab es keine Reaktion mehr. Für mich war das Thema abgehakt, ich wusste ja schließlich über die Tücken des Online Datings Bescheid.

Auch wenn ich es sehr schade fand, dass dieser nette Austausch eine richtige Mogelpackung war.

An meinem Eröffnungstag kam plötzlich ein Mann um die 40 ins Café, verlangte nach mir und überreichte mir ein Paket mit den Worten: „Das soll ich dir geben und weiter nichts dazu sagen." Ich öffnete die Schachtel. Darin lagen ein Toilettenspray sowie ein Fläschchen mit rosa Feenstaub. Dazu ein Brief mit folgenden Worten: „Es tut mir so leid. Ich wollte deine Gefühle nicht verletzen, hätte nie gedacht, eine so interessante Frau wie dich auf einer Dating-Plattform zu treffen. Ich wünsche dir viel Erfolg fürs Café. Auf jeden Fall schicke ich dir Glitzer fürs Klo. Ich hoffe, du kannst mir verzeihen." Bleibt nur die Frage, ob der Überbringer vielleicht mein Chatpartner selbst war… das werde ich wohl nie erfahren.

Durch diesen Vorfall wurde mir klar, dass durch mein Café auch stets nachvollziehbar war, wo man mich wann finden konnte.

Allerdings wurde in diesem Moment auch der Notfallbusinessplan für mein Lokal geboren: Sollte sich mein Café nicht selbst tragen, würde ich mir meine Dates einfach in meinem eigenen Kaffeehaus ausmachen.

Übrigens: Seit der Eröffnung wusste meine Familie auch, dass ich Online Dating betreibe. Wie sonst hätte ich dieses mysteriöse Paket erklären sollen?

Was sind wahre Freunde?

Freunde sind Menschen, die auch in schlechten Zeiten für einen da sind. Das war eine Definition, mit der ich lange Zeit zu 100 Prozent d'accord ging. Doch mit der Eröffnung meines Traums merkte ich, dass diese Aussage nicht ganz stimmig war. Es gab nämlich mir nahestehende Leute, die nicht fähig waren, sich mit mir zu freuen. Sie machten meine Pläne schlecht und waren sichtlich eifersüchtig auf mich und meinen Erfolg. Nicht freiwillig hätten sie einen Fuß in das Café gesetzt. Sie vermieden es, mich wirklich glücklich zu erleben. Nachdem Gespräche, in welchen ich das Thema ansprach, im Sand verliefen, wurde der Kontakt immer weniger und hörte schließlich ganz auf.

Ich lernte, dass viele Leute einem zur Seite stehen können, wenn es einem schlecht geht. Doch sich gegenseitig bei Erfolgen zu unterstützen und sich mit einem mitzufreuen bzw. zu feiern, ist die wahre Meisterklasse von Freundschaft. Ehrliches miteinander Freuen verdoppelt und verdreifacht die positive Emotion. Das ist definitiv das Umfeld, mit dem ich mich umgeben will. Ein ehrliches Umfeld. Sollte ich merken, dass jemand auf mich oder das, was ich erreicht habe, neidisch ist, wird es einfach offen besprochen.

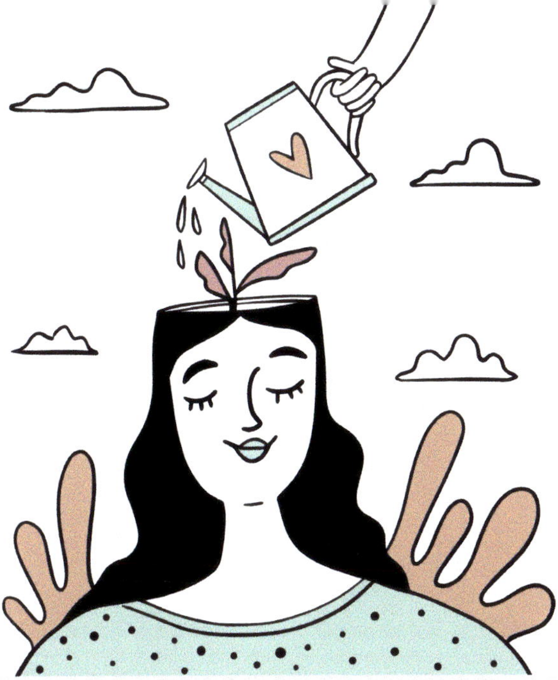

Wenn gerade niemand in der Nähe ist, der dir einen aufmunternden Schulterklopfer geben kann, hilft dir folgende Übung dabei, dich selbst wieder aufzubauen und gut zu fühlen:

Lachender Schulterklopfer

Leg deine rechte Hand auf deine linke Schulter. Nun hebe die Hand ca. zehn Zentimeter und lasse sie wieder auf deine Schulter fallen. Wiederhole das Ganze dreimal. Grinse oder lache währenddessen einfach. Vor allem dann, wenn es dir absurd vorkommt, dass du dir selbst einen Schulterklopfer gibst.

Ein Netzwerk, das passiert

Mir ist mein großartiges Netzwerk einfach so passiert. Ein Jahr nach der Eröffnung meines Cafés kannte ich bereits zahlreiche andere Selbstständige aus den unterschiedlichsten Sparten. Wenn einer meiner Gäste auf der Suche nach etwas Bestimmtem war, konnte ich meist mit passenden Kontaktdaten dienen. Es machte mir richtig Spaß, Leute zu empfehlen, die in meinen Augen mit Herz und Seele bei einer Sache dabei waren, und die hinter ihrem Produkt standen.

Wenn mir vor der Eröffnung jemand gesagt hätte, wie wichtig das richtige Netzwerk ist, hätte ich diese Information wahrscheinlich sofort wieder vergessen. Ich habe schließlich wundervolle Freunde und Familie, die hinter mir stehen und arbeite gerne eigenverantwortlich. Doch bei vielen neuen Herausforderungen, wie beispielsweise kaputten Kühlladen, bemerkte ich, dass in diesem Fall sogar mein Vater am Ende seines Handwerker-Lateins war.

Er konnte nicht einfach mit seinem Werkzeugkoffer anrücken und es richten, so wie ich es mein bisheriges Leben lang gewohnt war. Dank meines wundervollen Netzwerks musste ich das Rad jedoch nicht neu erfinden und schon gar nicht verzweifeln. Andere hatten diese Schwierigkeiten nämlich schon vor mir gelöst und kannten Experten, mit denen sie gute Erfahrungen gemacht hatten.

Bei einem Netzwerk geht es darum, sich gegenseitig zu unterstützen. Und das taten wir auch! Ich traf mich mit anderen Selbstständigen, die zum gleichen Zeitpunkt wie ich ihre Firma gegründet hatten. Wir tauschten uns über Zahlungsverzug aus oder über Familienmitglieder, die immer wieder davon anfingen, wieviel Sicherheit eine Anstellung biete. Und wir stießen natürlich auf Erfolge an. Es war faszinierend zu sehen, wie dieses Netzwerk funktionierte, denn egal, in welcher Branche die Personen tätig waren, die großen Themen waren immer dieselben.

Für die Psychohygiene hatte ich zudem noch ein kleines Netzwerk mit anderen Kaffeehausbesitzern, mit denen ich mich über den Alltag, unseren Umsatz und die Gäste in unseren Cafés unterhielt. Das Beste daran war, dass ich kaum bei klassischen Netzwerktreffen dabei war. Stattdessen sind diese Leute früher oder später einfach in meinem Café aufgetaucht und wir plauderten miteinander. Durchs Reden kommen schließlich die Leute zusammen. Dieses Sprichwort kann ich nur bestätigen.

Mein etwas aufwendiger Geheimtipp, um ein großes Netzwerk zu bekommen, wäre deshalb: „Mach ein Café auf und arbeite darin. Dann passiert das Netzwerk von ganz allein."

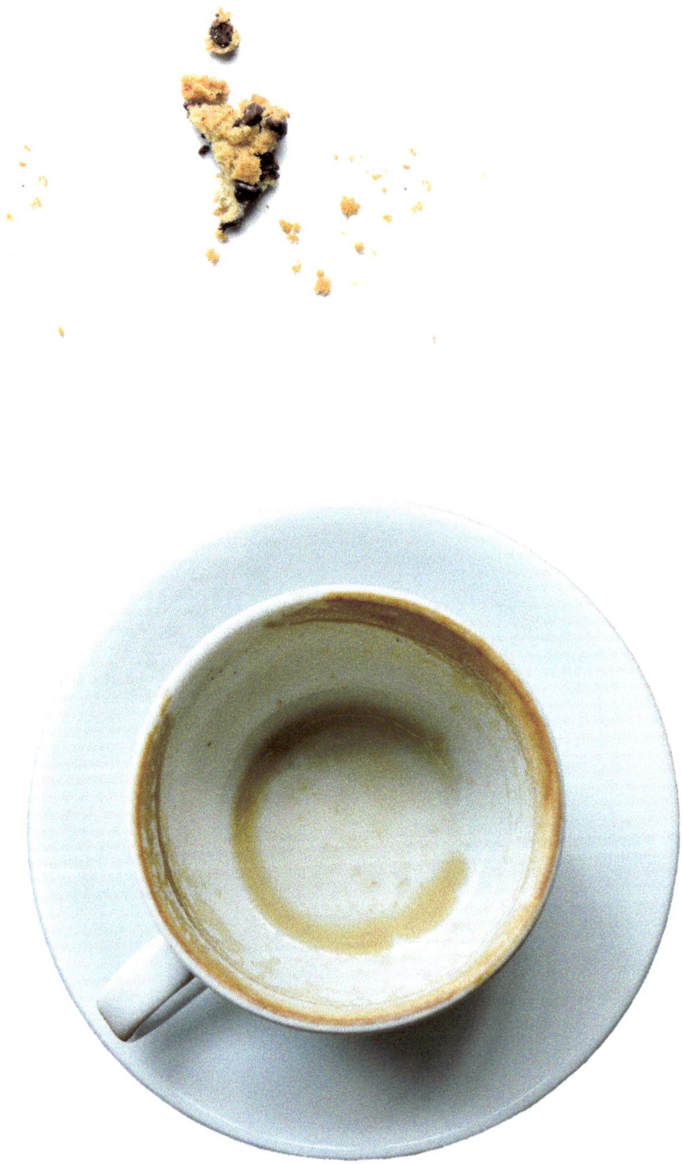

Fuck Ups - Fettnäpfchen

Fuck Ups - Fettnäpfchen

Ein eigenes Café zu führen, ist, wie einen Abschluss in Persönlichkeitsentwicklung zu machen. Das Tempo ist enorm hoch und gleicht einer Achterbahnfahrt. So schnell es voller Bauchkribbeln bergauf geht, geht es auch schon wieder mit angstverzerrtem Gesicht bergab. Natürlich bin ich in einige Fettnäpfchen auch mit Anlauf reingesprungen, oder habe welche bei meinen Gästen erlebt. Hier eine kleine Sammlung der skurrilsten, witzigsten und amüsantesten Begegnungen im Café Zeitgenossin.

Meine persönlichen Top 5 jener Sätze, die ich in meinem Café ständig zu hören bekommen habe:

„Ich gehe hier jeden Tag vorbei und das Café ist mir noch nie aufgefallen. Ist das neu?"

Anmerkung: Ein Tisch mit zwei Stühlen, eine Fahne und eine Tafel am Gehsteig sind offensichtlich nicht genug, um etwas als Café zu erkennen.

„Ich habe eine Pizza bestellt."

„Wahrscheinlich ist Ihre Pizza rechts oder links von meinem Café, aber mit einer Nachspeise kann ich gerne behilflich sein."

„Haben Sie Schnitzel?"

„Ähm, nein."

„Haben Sie auch Kaffee?"

„Ja natürlich, was das Herz begehrt."

Mein eigentlicher Gedanke nach so einer Frage war: „Ich habe nur zur Dekoration diese riesige Kaffeemaschine auf der Theke stehen und nenne mein Lokal aus purem Spaß ‚Café Zeitgenossin'."

„Du solltest in deinem Café auch XYZ anbieten."

„XYZ" steht hier für Burger, Würstel, ... etc. Ungefragte Ratschläge, was soll ich dazu sagen? Für mich gibt es einen großen Unterschied zwischen Ratschlägen und Tipps. Nach Tipps frage ich und im Begriff „Ratschlag" steckt das Wort „Schlag" schon drin. Zu 99 Prozent gelingt es mir, seriös auf diese Fragen zu antworten, aber manchmal spricht mein Gesichtsausdruck bzw. mein Lacher Bände, wenn mir ungefragt ein gut gemeinter Ratschlag erteilt wird.

Im Sommer fragte mich einmal ein Kunde, ob ich ein ehrlicher Mensch sei. Da ich mich als ehrliche Person bezeichnen würde, habe ich die Frage bejaht. Darauf folgte die Frage: **„Bist du mafiös?"**

Ich zögerte kurz, da ich in meinem Hirn zuerst das Wort und alles, was ich damit in Verbindung bringe, durchspielen musste, und antwortete ihm schließlich mit einem entschlossenen „Nein". Er stellte daraufhin fest, dass ich gezögert hätte. Natürlich hatte ich das, da für mich die Frage an sich schon komisch formuliert war. Als ich nachfragte, was genau er denn von mir wissen wolle, fragte er, ob ich im Café Geldwäsche betriebe. Das konnte ich natürlich sofort mit einem „Nein" beantworten. Wie er denn auf so etwas überhaupt komme? Darauf entgegnete er, dass er immer wieder an meinem Lokal vorbeiginge und der Laden öfter leer sei, daher wundere er sich, wie ich davon leben könne.

Es war nun einmal so, dass ich als Quereinsteigerin ohne massig Geld für Marketing und ohne Netzwerk ein kleines Café eröffnet habe. Da kam es vor, dass ich manchmal drei Stunden alleine in meinem Café saß oder der Tagesumsatz 60 Euro nicht überschritt. Ich würde sagen, das nennt sich „ein Business aufziehen", „meinen Traum leben" oder schlichtweg „Selbstständigkeit". Aber sicher nicht Geldwäsche. Nicht zuletzt wegen dieser Erfahrung suche ich seitdem lieber Lokale oder Geschäfte auf, in denen gerade niemand anderer drinsitzt. Schließlich fängt jeder klein an.

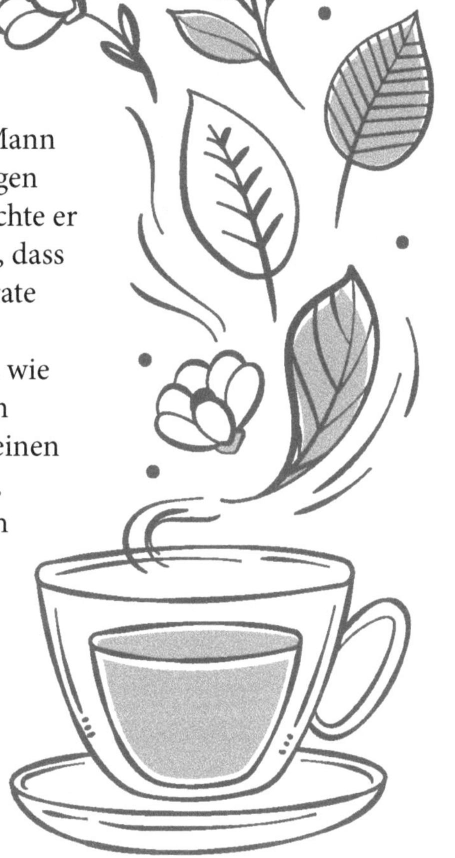

Eines Tages nahm ein älteres Paar in meinem Café Platz und der Mann hatte einen von seinen zwei Fasttagen pro Woche. Bei der Bestellung machte er immer wieder darauf aufmerksam, dass er weder Zucker noch Kohlenhydrate zu sich nehmen dürfe. Als ich den Espresso servierte, warf seine Frau wie selbstverständlich Zucker in seinen Kaffee, deshalb brachte ich gleich einen neuen. Da sie länger sitzenblieben, informierte er sich, welche Tees ich im Angebot hatte. Ich erzählte ihm von einem „Frisch und Fit“-Tee, welcher etwas kräftiger war mit Kardamom, rosa Pfeffer und Brombeerblättern. Ihm war anzusehen, wie er das Gesagte verarbeitete. Schließlich fragte er mich: „Ist dieser Tee eh ohne Kohlenhydrate?“ Ich bejahte und er bestellte den Tee.

Tee mit Kohlenhydraten gab es bei mir tatsächlich auch: meinen berühmten Cream Tea.

Wenn du selbst mal in ein Fettnäpfchen trittst, oder dich Fragen anderer etwas auf die Palme bringen, versuch einfach einmal folgende Übung. Mir hilft sie garantiert immer, um zur Ruhe zu kommen:

Die 4-6-8-Methode

1. Atme durch die Nase ein und zähle langsam bis vier.
2. Halte die Luft an und zähle bis sechs.
3. Atme aus und zähle dabei langsam bis acht.
4. Beginne das Ganze wieder von vorne.

Fotoshooting der anderen Art

Auftritte in diversen Printmedien kannte ich vor meiner Selbstständigkeit gar nicht. Doch immer wieder trudelten Anfragen für Interviews ein. Meist ging es um meinen Weg von der Sozialpädagogin zur Kaffeehausbesitzerin oder die Verwirklichung meines Traums. Da jede Veröffentlichung gratis Werbung war, sagte ich meist zu. So auch bei diesem Medium. Meist trafen wir uns für Interviewtermine im Café und ich wusste nach einer Zeit schon genau, welche Posen Sinn machten. Derartige Termine waren üblicherweise in 30 Minuten erledigt. Einmal erlebte ich jedoch etwas, was sich deutlich davon abhob. Zwei Redakteurinnen, ein Fotograf und ich trafen uns im Hochsommer am Wasser für ein kurzes Interview und ein Fotoshooting. Das Gespräch war sehr kurzweilig und schließlich wurde das Foto geschossen. Da ich den letzten Termin an diesem Tag hatte, waren die Möglichkeiten für originelle Fotos jedoch schon ziemlich ausgeschöpft.

Die Personen vor mir wurden am Wasser fotografiert, auf dem Rad, auf einem Boot oder auch einfach stehend. Nachdem kurz überlegt wurde, wie man mich ablichten sollte, blieb noch die Möglichkeit, mich in die Wiese zu legen. Das hatte ich allerdings bei meiner Kleiderauswahl nicht bedacht, denn ich trug ein klassisches Sommerkleidchen. Es hatte an dem Tag schließlich über 35 Grad. Vor meinem inneren Auge sah ich schon halb obszöne Aufnahmen von mir in der Zeitung. Das würde wahrscheinlich eine neue Zielgruppe in mein Café locken. Ich musste schmunzeln. Mit kreativen Bewegungen landete ich alles andere als glamourös in einem Hinterhof auf einer relativ ungepflegten Wiese. Das könne man wegretuschieren, waren die Worte des Fotografen. Ich hoffte, dass er dasselbe auch mit meiner Unterhose machen würde. Ich lag also am Boden und lächelte in die Kamera, während ich mir im Sekundentakt die Haare aus dem Gesicht strich. In diesem Hof wehte der Wind und komplementierte die Szenerie.

Nachdem einfach nur so herumliegen nicht den gewünschten Erfolg brachte, wurde mir ein Buch in die Hand gedrückt. Ich sollte es trotz des Windes geöffnet halten, drin lesen, trotzdem in die Kamera grinsen, meinen Arm weit weg von meinem Oberkörper halten und meine Haare sowie die Unterhose bitte unter Kontrolle bekommen. Diese Situation war so absurd, dass ich gar nicht anders konnte als zu lachen. In diesem Moment wurde das Bild geknipst und wisst ihr was? Ich sehe auf dem Foto einfach nur glücklich aus! Während des Fotoshootings dachte ich an all die Models dieser Welt und sprach ihnen in Gedanken meinen vollsten Respekt aus.

Wieder einmal eine Situation, die ich mir im Vorfeld nicht ausmalen hätte können. Wie heißt es so schön? Leben ist das, was zwischen den Plänen passiert.

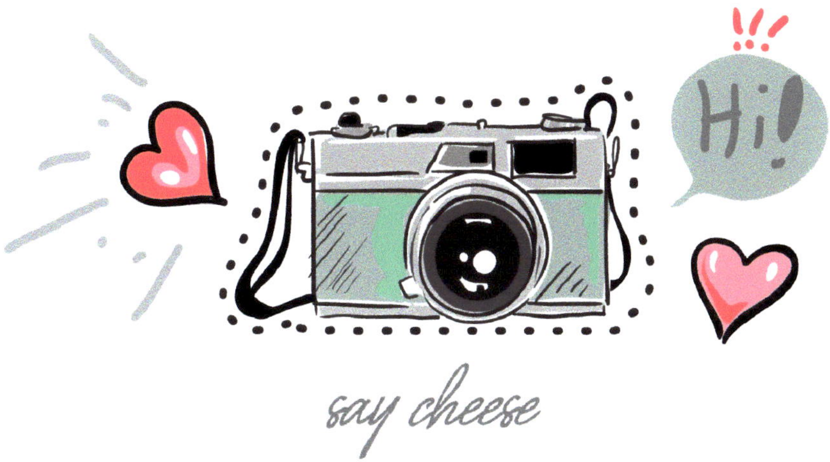

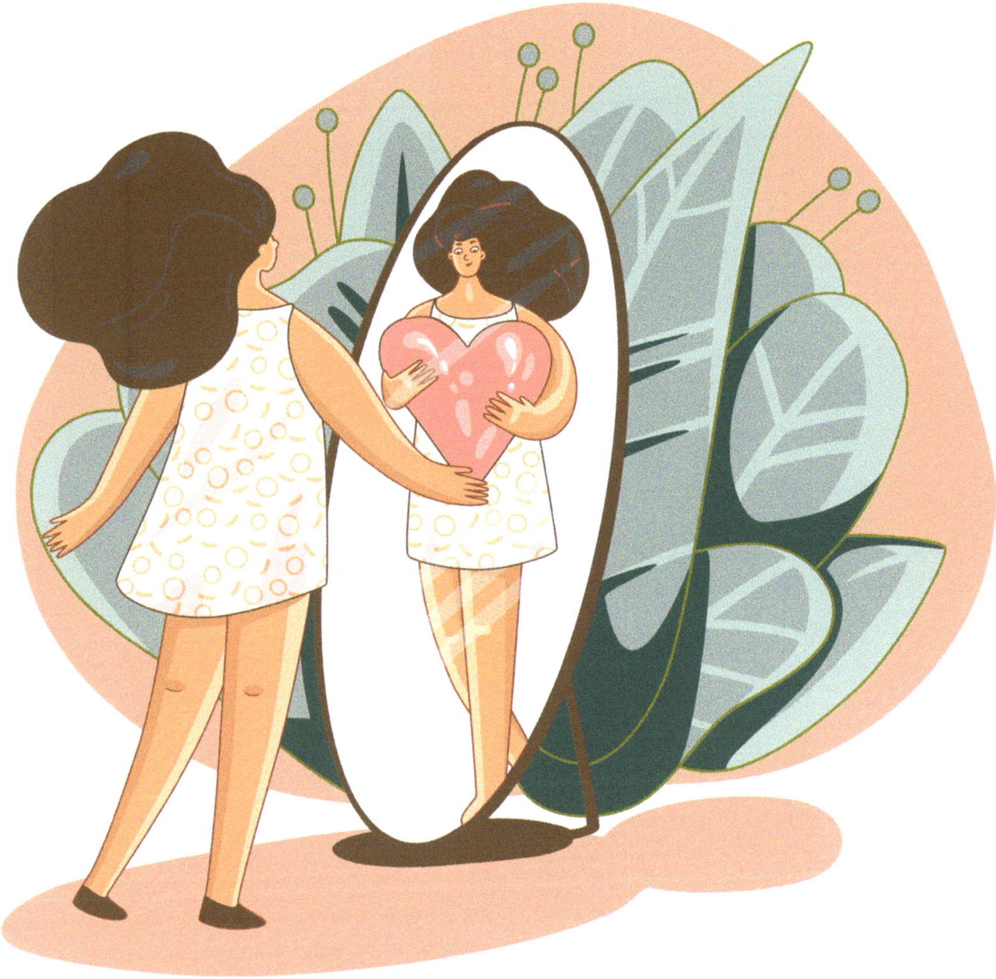

Wenn du mal in eine Situation kommst, in der du dich selbst beim Jammern erwischst, empfehle ich dir 60 Sekunden lang einen Nörgelstopp.

Nörgelstopp

Geh dafür zu einem Spiegel, lächle dich an und sage laut und deutlich zu deinem Spiegelbild „Nörgelstopp". Nach Lust und Laune kannst du die Übung auch sehr gerne ausdehnen.

Du kannst auch ziehen …
aber das wird schwer!

Du kannst auch ziehen, aber das wird schwer...

In ein Kaffeehaus zu gehen, stellt man sich gemeinhin ziemlich einfach vor. So auch meine Gäste. Allerdings gab es bei mir eine Hürde. Die Eingangstür. Sie ließ sich nämlich nach innen öffnen, musste also gedrückt werden. Je nach Temperatur verzog sich der Rahmen etwas und es brauchte mehr Körpereinsatz, um tatsächlich ins Café zu gelangen. Ein gutes halbes Jahr schaute ich Leuten durch die Glastür dabei zu, wie sie verzweifelt einige Male hintereinander an der Tür zogen und sich wunderten, warum diese nicht aufging. Vor allem, da im Inneren bei Licht noch Leute saßen. Ich weiß nicht, wie oft ich zu dieser Türe ging und sie aufzog mit den Worten „Herzlich willkommen!“. Die Leute waren immer ganz verwundert, dass drücken auch eine Option gewesen wäre.

Irgendwann brachte ich ein Schild mit folgender Aufschrift an: „Du kannst auch ziehen, aber das wird schwer“. Ich wünschte, ich könnte beschreiben, wie sehr dieses Schild alles verändert hat. Die Leute versuchten nach wie vor, an der Türe herumzuziehen. Aber ab diesem Moment deutete ich mit einem Lächeln auf das Schild, sodass die Gäste schon auf der Straße zu grinsen anfingen und schließlich die Tür aufdrückten.

Im Inneren wurden sie meist von anderen Gästen mit dem Satz „Uns ist es genauso gegangen“ oder „Das Schild haben wir auch erst später gesehen“ begrüßt. Schon war ein Miteinander entstanden, in welchem Fehler passieren dürfen. Ich habe die Tür nie bei der Hausverwaltung erwähnt, da ich sie als sehr schöne Eigenheit meines kleinen Cafés empfand.

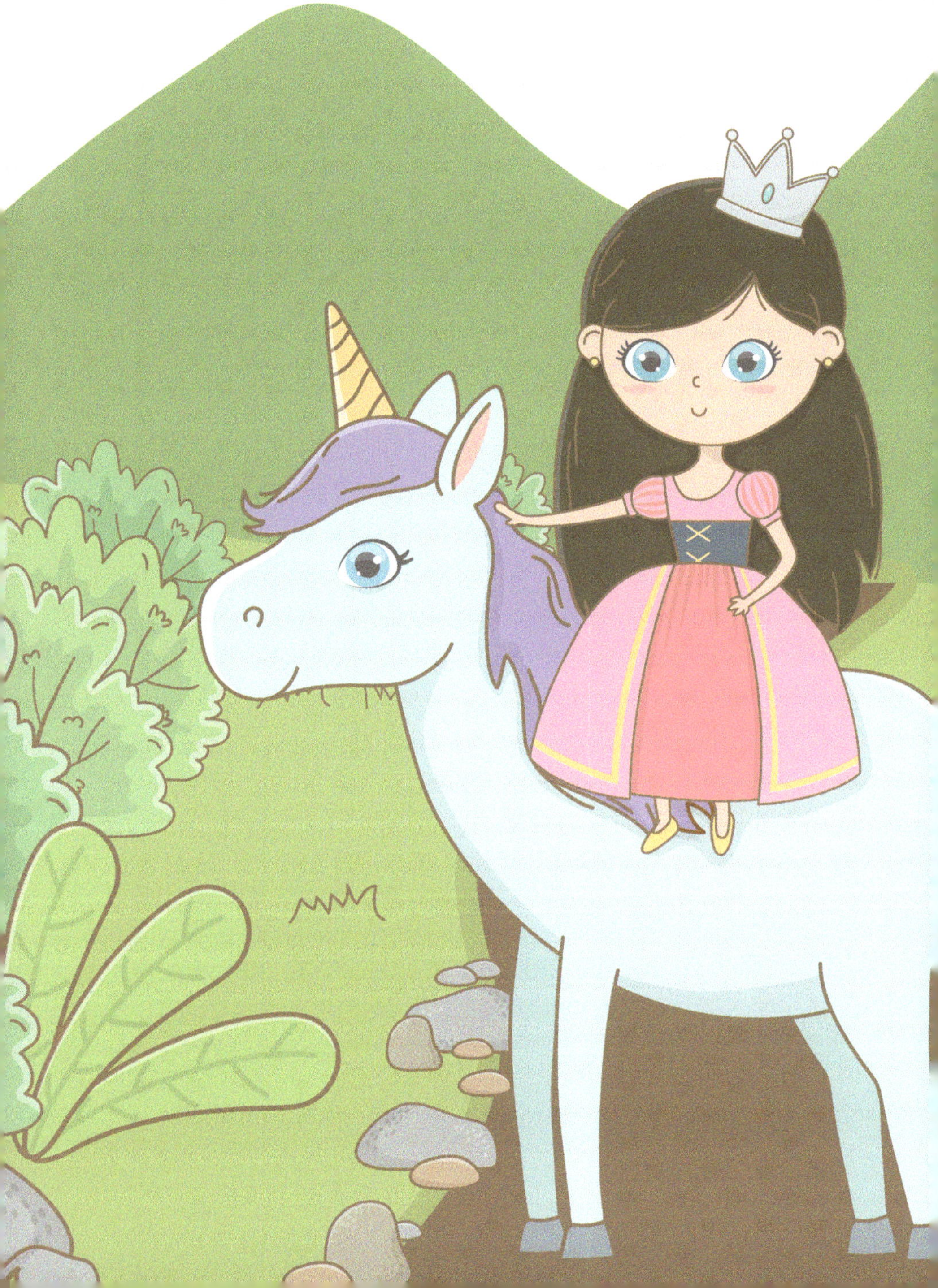

Café mit Burggraben

Nicht nur der Kunde ist König, sondern jeder Mensch ist in meinen Augen König oder Königin und sollte auch dementsprechend behandelt werden. Dieser Leitsatz hat sich in meinem Café schon auf den Türen der Toiletten widergespiegelt. Darauf befand sich nämlich ein großer Spiegel mit einer Krone oder einem Diadem in Kopfhöhe.

Ich weiß noch genau, wie ich eines Morgens zum Lokal kam und plötzlich ein eigener „Burggraben“ davor war. Ohrenbetäubender Lärm eines Presslufthammers und anderer Gerätschaften war zu hören, überall war Staub und einige Bauarbeiter wuselten vor meiner Eingangstür herum. Andere Leute hätten das ganze Geschehen wohl eher mit „Baustelle“ betitelt, da die Wasserleitungen auf der Straße erneuert wurden. Doch ich blickte wieder einmal auf die heitere Seite des Lebens und überlegte mir, ob die Stadt meine Toilettenbeschriftung zu ernst genommen hatte. Jedenfalls war diese Baustelle direkt vor der Tür kein Hindernis, sondern ein Zusatz. Denn für mich war klar, dass sich ab sofort jeder Gast in meinem Café wie in einem Schloss fühlen würde. Ganz logisch, immerhin musste man zuerst ja einen Burggraben überqueren.

Liebe-Leute-Treffen

Eine Freundin hat mich nach der Eröffnung einmal gefragt, wann denn jener Moment war, in welchem ich bedingungslos stolz auf mich selbst war. Diese Frage brachte mich zum Nachdenken und ich hatte das Gefühl, dass ich diesen Punkt noch nicht erreicht hatte.

In meinem Café passierte es immer wieder, dass Leute, die sich anfangs nicht kannten und auf unterschiedlichen Tischen Platz nahmen, miteinander zu plaudern begannen. Eine Stammkundin meinte öfters zu mir: „Bei dir lerne ich einfach immer jemanden kennen." Den Spruch „Durchs Reden kommen d`Leut zam" lebe ich mit jeder Faser meines Körpers. Somit war ich selbst im Café meist mit Plaudern beschäftigt, während ich hinter der offenen Theke Bestellungen herrichtete.

Mit der Zeit hatte ich immer mehr Lesungen, Netzwerktreffen, Infoveranstaltungen und vieles mehr in meinem Café. Für vieles stellte ich sozusagen den Raum, die Verpflegung und die Energie zur Verfügung, während die Organisation selbst andere Leute innehatten. Erst nach einem Jahr rief ich mit einer ebenfalls selbstständigen Freundin gemeinsam eine Veranstaltung ins Leben: das sogenannte „Liebe-Leute-Treffen". Es war als zwangloser und netter Abend geplant, an dem jede Person willkommen war, die Lust darauf hatte, andere Menschen kennenzulernen. Es wurde ein Abend, an dem ich zu späterer Stunde nicht mehr sagen konnte, wer wen davor gekannt hatte. Es wurde einfach geplaudert, gelacht, getrunken und gegessen in einer herzlichen Umgebung. So schön zu sehen, wie sich Gäste, Bekannte, Freunde und Fremde einfach durchmischten und jeder für sich einen schönen Abend hatte.

Beim Aufwachen am Morgen nach dem ersten „Liebe-Leute-Treffen“ überkam mich ein wohlig warmes Gefühl. Stolz breitete sich von der Zehenspitze bis zu meinem Scheitel aus. Das war jener Moment, von dem ich meiner Freundin berichten würde. Der Moment, in dem ich bedingungslos stolz auf mich war. Der Grund für meine beflügelte Stimmung war, dass ich diesen Ort geschaffen hatte. Frei von Konventionen und Erwartungen wurden Menschen so angenommen, wie sie waren. Nicht nur von mir, sondern auch von allen anderen Menschen in dieser Umgebung.

Das „Liebe-Leute-Treffen“ findet auch ohne Café Zeitgenossin weiterhin noch statt. Jedes Mal wieder, wenn solch ein Treffen ansteht, wache ich schon in der Früh mit einem riesigen Grinser in meinem Gesicht auf. Denn ich weiß, dass es einfach ein schöner Abend wird, der so vielen Leuten ein gutes Gefühl gibt.

Ein Märchen über mich

Bei mir im Café fanden immer wieder Lesungen statt. Wenn währenddessen die Bestellungen pausierten, freute ich mich sogar. Dann konnte ich nämlich ebenfalls den Worten lauschen. An einem dieser besonderen Abende gab es eine Lesung der Autorin Hanna Fiedler aus ihrem Buch „Tinchen und andere Lebensmärchen". Ein Märchenbuch für Erwachsene.

Als letzte Geschichte las die bemerkenswerte Frau „Kirstonia, das Fröschlein – ein Märchen über das Wunder des Lachens" vor, und schon nach dem vierten Satz war mir klar, wer sie zu dieser Geschichte inspiriert hatte. Nämlich ich. Mit ungläubigem Blick und offenem Mund kullerte auch schon die erste Träne über meine Wange. Irgendwann bemerkte ich, dass ich die Luft angehalten hatte vor lauter Überraschung. Schließlich begann mein ganzer Körper zu kribbeln und ich weinte und lachte gleichzeitig. Ich machte bei dieser Lesung definitiv eine Achterbahnfahrt der Gefühle durch. Eine größere Liebesbekundung hätte ich mir als Kaffeehausbesitzerin kaum ausmalen können.

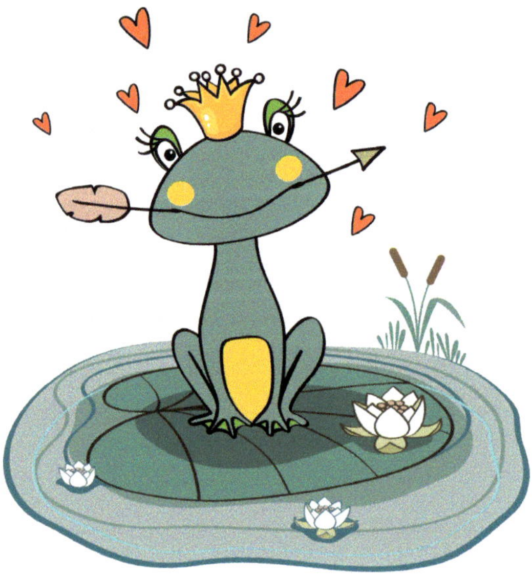

Kirstonia, das Fröschlein

Ein Märchen über das Wunder des Lachens

Es war einmal ein kleines Froschmädchen, das alle, die es kannten, liebevoll Kirstonia nannten. Kirstonia war ein richtig fröhliches Fröschlein. Sie lachte und strahlte den ganzen Tag. Außerdem freute sich Kirstonia jeden Tag über die anderen Fröschlein, die sie besuchen kamen.

Immer gab es bei ihr etwas zu essen und zu trinken. in der Stube roch es verführerisch nach Gebackenem. Egal, wo auch immer man sich aufhielt, hörte man das laute und ansteckende Lachen von Kirstonia.

Was die meisten Fröschlein nicht wussten, war, dass Kirstonia mit ihrem Lachen ein kleines Wunder vollbrachte. Je mehr Fröschlein sie dazu brachte, mit ihr gemeinsam zu lachen, umso stärker wurde das Wunder. Doch weder Kirstonia noch die anderen Fröschlein wussten um diese Besonderheit von Kirstonias Strahlen.

Immer mehr Fröschlein fanden sich bei Kirstonia ein. Gerne nahmen sie auch Freunde und Freundinnen mit. Gemeinsam verbrachten sie viele Stunden mit Plaudern, Zuhören und gaaanz viel Lachen.

Einmal begab es sich, dass Kirstonia keinen ihrer Freunde und Freundinnen empfangen konnte, weil sie einige Tage Zeit für sich brauchte und sich einen neuen Backofen anschaffen wollte, um noch besser für ihre Freunde sorgen zu können. Die kleinen Fröschlein hatten sehr viel Verständnis für Kirstonia. Trotzdem waren sie sehr traurig, weil sie nicht so recht wussten, wo sie sich stattdessen treffen sollten.

„Aber wir haben uns ja auch getroffen und unterhalten, bevor Kirstonia da war. Also wird es doch auch jetzt einen Platz geben, wo das möglich ist“, dachten sie.

Einige blieben in der nächsten Zeit zu Hause. Manche trafen sich einfach bei anderen Freundinnen und Freunden. Andere wiederum kamen in Bäckereien zusammen. Und wieder andere verbrachten gemeinsam Zeit in einem lustigen Theater.

Wenn sie sich dann irgendwo am Wegesrand trafen, erzählten sie einander von ihren Erlebnissen. Sie erzählten von der Gemütlichkeit, die sie fanden, wenn sie zu Freundinnen auf Besuch gingen. Sie erklärten, wie gut man in der einen oder anderen Bäckerei essen könne, und sie verrieten, in welchen Theaterstücken sie sich besonders amüsiert hatten.

Doch jedes Mal, wenn sie sich so unterhielten, waren sie sehr in Eile. Das war einigen Fröschlein auch aufgefallen, und sie dachten darüber nach, was eigentlich in dieser Woche so anders war.

Niemandem aber kam in den Sinn, dass das etwas mit Kirstonias Abwesenheit zu tun haben könnte.

Vielleicht auch, weil sie gar keine Zeit hatten, sich den Kopf darüber zu zerbrechen. Irgendwie verging die Zeit so schnell, dass ihnen das Geheimnis des Wunders von Kirstonia noch immer verborgen blieb.

Die kleinen Fröschlein und ihre Freunde und Freundinnen hetzten von einem Treffen zum nächsten, warfen sich immer nur schnell genervte und gestresste Blicke zu und zischten gleich weiter zum nächsten Termin. Die Zeit verging so schnell, dass die Fröschlein jeden Abend ganz abgehetzt in ihre Bettchen fielen.

Von Tag zu Tag wurden sie erschöpfter und reagierten gereizt, wenn sie von jemandem bei ihrer Arbeit gestört wurden.

Und dann kam endlich der Tag, an dem man im ganzen Wald wieder das laute und herzliche Lachen von Kirstonia hören konnte. Es dauerte nicht lange, da kamen die Fröschlein schon angehüpft, um Kirstonia zu besuchen und sich in ihrer Stube zu treffen.

Kurz nur, nahmen sie sich vor, weil sie ja aus ihrer Erfahrung der letzten Woche wussten, dass sie nicht viel Zeit hatten, die Zeit verging ja sooo schnell. Da blieb nicht viel Zeit zum Plaudern.

Kirstonia hatte sich überhaupt nicht verändert.

Sie hörte sich die Probleme und Sorgen der kleinen Fröschlein an, bot Gebackenes und Getränke an und plauderte mit allen. Außerdem ertönte immer wieder ihr ansteckendes Lachen, das bald schon alle Anwesenden in ihren Bann zog und sie zum Mitlachen animierte.

Viele kleine Fröschlein, die lachten und fröhlich waren. Viele kleine Fröschlein, die einander zuhörten. Kein Fröschlein, das die Nerven verlor. Kein Fröschlein, das gestresst war.

Was war es bloß, das in Kirstonias Gegenwart so anders war? Wo lag der Unterschied zu der vorigen Woche? Was machte das Wunder von Kirstonia aus?

Gelacht hatten sie im Theater doch auch.

Geredet hatten sie bei den gegenseitigen Besuchen doch auch.

Backwaren genascht hatten sie in der Vorwoche doch auch.

Also, was war anders?

Erst, als das erste Fröschlein meinte, dass es an der Zeit wäre, wieder zu gehen, weil es schon so lange von zu Hause weg sei, fiel es ihnen wie Schuppen von den Augen. Wenn sie sich bei Kirstonia trafen, gemeinsam plauderten, einander zuhörten und naschten, fühlten sie sich wohl und in der Gemeinschaft geborgen.

Wenn dann auch noch Kirstonia mit ihrem ansteckenden Lachen alle Fröschlein auf die Reise in die Fröhlichkeit mitnahm, dann blieb immer irgendwie die Zeit stehen. Und nachdem sie dann nicht von einem Ort zum anderen hetzen mussten, waren sie ausgeglichener, freuten sich noch mehr über ihre Mitfröschlein und gingen viel entspannter an ihre Aufgaben heran.

Das also war das Geheimnis des Wunders von Kirstonia: Alle waren zusammen, hörten einander zu und lachten gemeinsam. Und die Zeit stand still.

(aus dem Buch: Tinchen und andere Lebensmärchen von Hanna Fiedler, ISBN: 978-3-99093-491-3, Morawa)

Ich kann mit Worten nicht beschreiben, wie sehr ich mich über das Märchen von Hanna Fiedler gefreut habe, in dem ich die Hauptrolle spielen darf. Umso dankbarer bin ich, dass ich solche Freunde und Künstler in meinem Umfeld habe.

Wofür bist du dankbar? Hier habe ich eine Übung, mit der du erkennen wirst, dass es viel mehr gibt, wofür wir dankbar sein können, als wir uns oft bewusst sind.

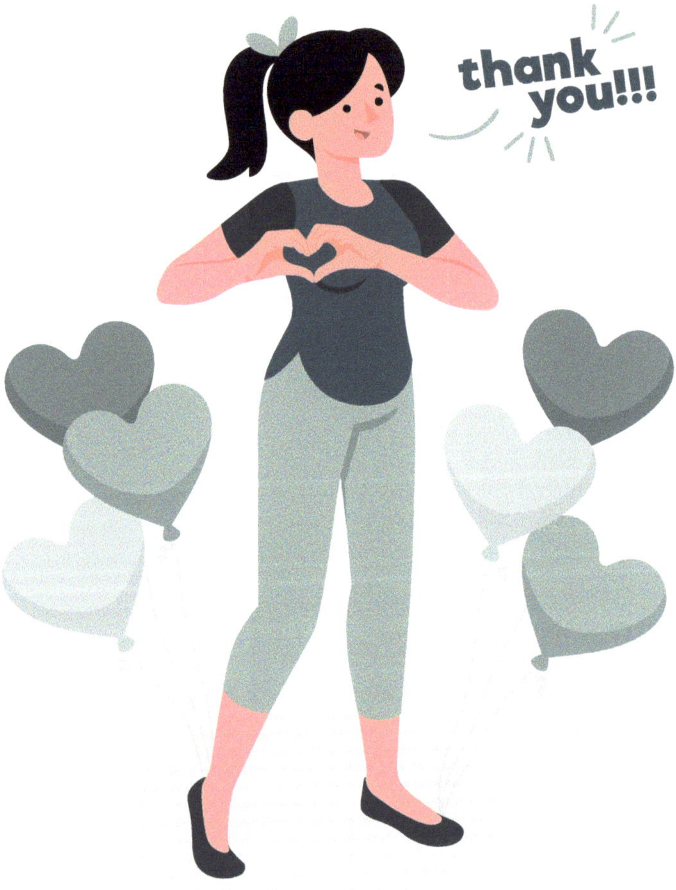

Dankbarkeitstagebuch

Setze dich am Ende des Tages fünf Minuten zu deinem Buch und überlege, wofür du heute dankbar bist. Schreibe drei Dinge auf, selbst wenn sie noch so klein scheinen.

Bleib am Ball, denn mit der Zeit wird sich dein Fokus verändern und dir werden viel mehr als nur drei Dinge einfallen.

Lachen als Lebenseinstellung

Die positiven Auswirkungen von Lachen auf den Menschen sind bekannt. Die Mundwinkel gehen nach oben, die Endorphine schießen durch den Körper und wir fühlen uns gleich besser. Was mich am meisten daran fasziniert, außer dass es Spaß macht, ist, dass ich währenddessen an nichts anderes denken kann. Ich bin sozusagen im Hier und Jetzt sorgenfrei. Wer wünscht sich das nicht von Zeit zu Zeit?

Je öfter ich lache, desto mehr Pausen vom Alltag habe ich und dementsprechend steigt meine Lebensfreude. Wenn im Café ein Kuchen verbrannt ist, hatte ich zwei Möglichkeiten. Mich ärgern oder lachen. Ich habe mich für das Lachen entschieden, denn das hat mir gutgetan und meine Gäste dazu angeleitet, mitzulachen. Die Stimmung in den Räumlichkeiten war dadurch automatisch heiter. Obwohl ich sehr gerne ein Stück von dem frischen Kuchen gegessen hätte. Ich glaube, ohne Lachen hätte ich bei dem Abwasserschaden in meinem Café einfach aufgegeben. Damals ist das Abwasser der umliegenden Wohnungen über den Abfluss des Geschirrspülers in mein Café eingedrungen und hat zwei Räume überschwemmt. Abgesehen von dem erbärmlichen Gestank und dem Schaden musste ich viel unbezahlte Zeit und Energie darin investieren, alles zu organisieren und zu putzen. Ich ging durch ein Wechselbad der Gefühle und weinte vor Ärger und Enttäuschung. Schließlich entschied ich mich jedoch fürs Lachen und kam dadurch wieder in meine Kraft. Innerhalb einer Woche war alles soweit hergerichtet, dass ich mein Café wieder aufsperren konnte.

An Tagen, an denen der Umsatz weit unter dem Minimum war, lachte ich ebenfalls. Was wäre die Alternative gewesen? Mir Sorgen darüber zu machen, wie ich die Fixkosten abdecken soll und Angst vor dem restlichen Monat zu haben? Dieser Gedanke war auch sicherlich kurz da, doch ich habe mich lieber für Lachfalten als für Sorgenfalten entschieden.

Denn genau das ist es. Lachen ist eine Entscheidung, eine Lebenshaltung – meine Lebenseinstellung!

Da ich während meiner Zeit als Kaffeehausbesitzerin so vieles von meinen Gästen geschenkt bekam, möchte ich hier nun gerne etwas weitergeben. Ein Lachen, das von Herzen kommt, erreicht nämlich sein Ziel.

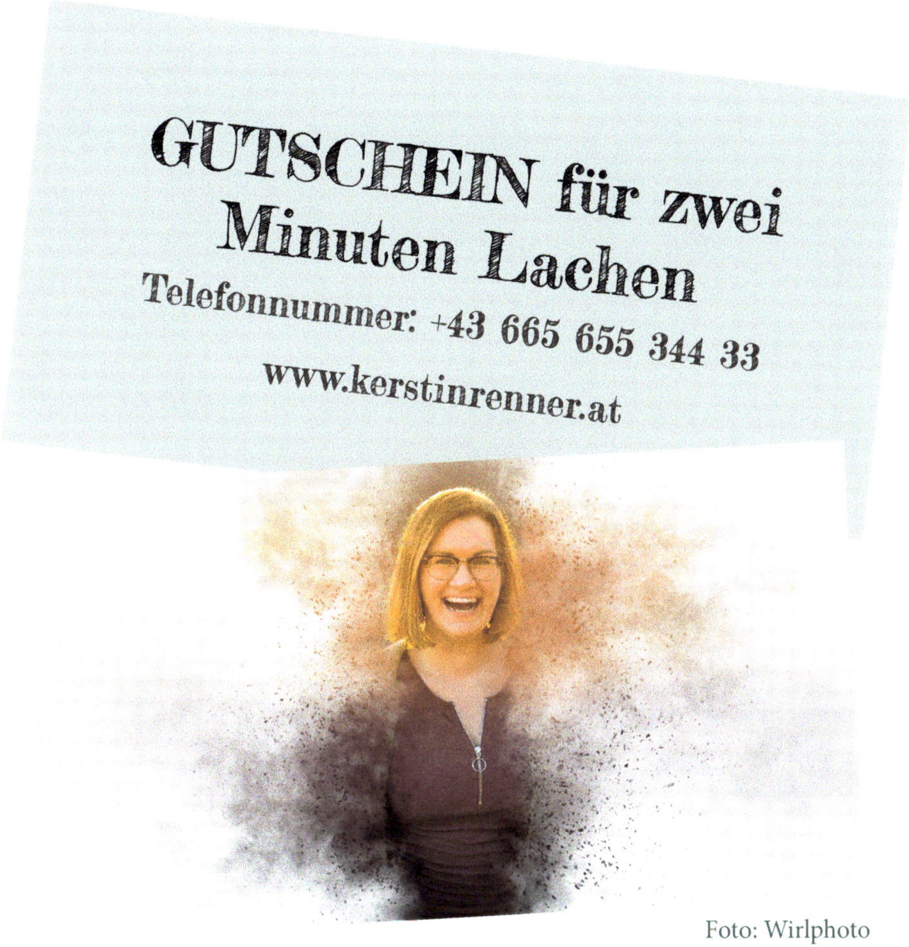
GUTSCHEIN für zwei
Minuten Lachen
Telefonnummer: +43 665 655 344 33
www.kerstinrenner.at

Foto: Wirlphoto

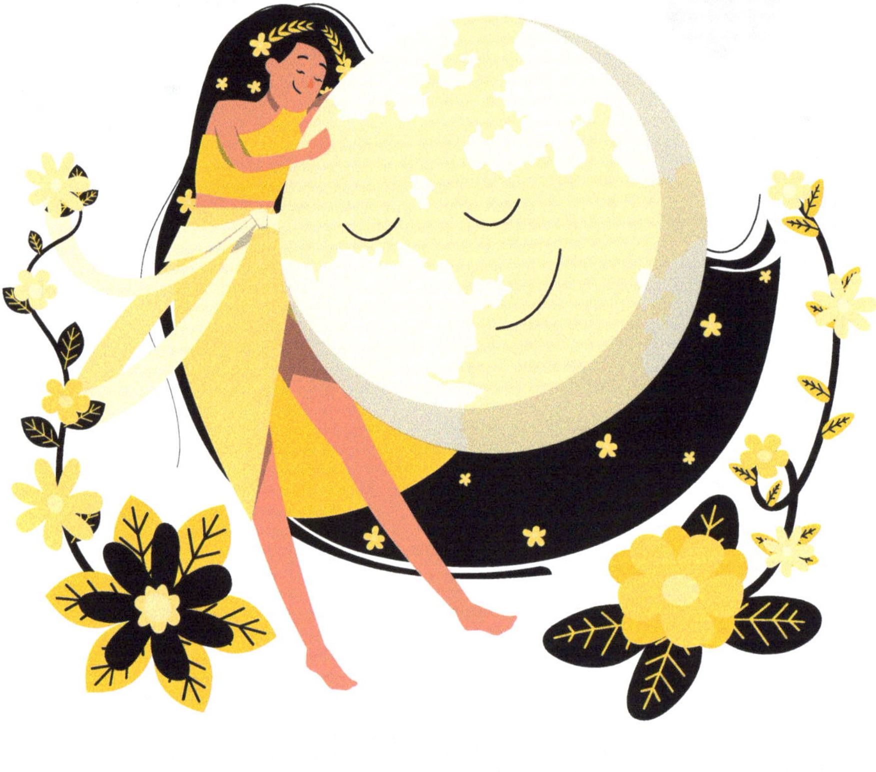

Meine Entscheidung für das Lachen betrifft alle Bereiche des Lebens. Das bedeutet: Egal was passiert – du hast immer eine Möglichkeit, dir selbst zu helfen.

Party mit dir selbst

Feiere deine Erfolge mit dir selbst. Was auch immer sich nach feiern für dich anfühlt: Feiere es! Und ja, du hast es dir verdient!

Ein Traum geht, ein anderer kommt

Mein Café war in den drei Jahren seines Bestehens so viel mehr als ein Ort, an dem man Scones genießen konnte. Ich hatte einen Raum für Wohlwollen und Spaß, ohne Konventionen und Neid geschaffen. Die Leute kamen wegen mir in das Café, erzählten mir ihre Sorgen und bedankten sich danach für die positive Stimmung, mit der sie das Lokal wieder verließen. Doch so sehr mich die Arbeit im Café auch erfüllte und berührte, spürte ich immer wieder, dass auf mich noch mehr wartete. Mit der Zeit war ganz klar, dass ich Menschen noch intensiver unterstützen wollte, als ich es bisher getan hatte. Ich wollte mehr bewirken und sie bei Prozessen begleiten. Also startete ich eine Coachingausbildung, versuchte beides unter einen Hut zu bringen, aber es war einfach zu viel. Der Tag hat nun einmal nur 24 Stunden. Ich musste mich also von meinem Café verabschieden. Um ehrlich zu sein, habe ich eine Woche lang täglich geweint, nachdem ich die Entscheidung getroffen hatte, mein Café zu verkaufen. Ich war wirklich gerne Kaffeehausbesitzerin. Manchmal habe ich in der Früh mein Café betreten und einfach zu lachen begonnen, weil ich mich selbst so gefeiert habe. Sich einen Traum zu erfüllen, um ihn dann weiterziehen zu lassen, fühlte sich komisch an. Doch jetzt kommt ein neues Kapitel und wer weiß, vielleicht gibt es ja irgendwann sogar ein Coaching-Café.

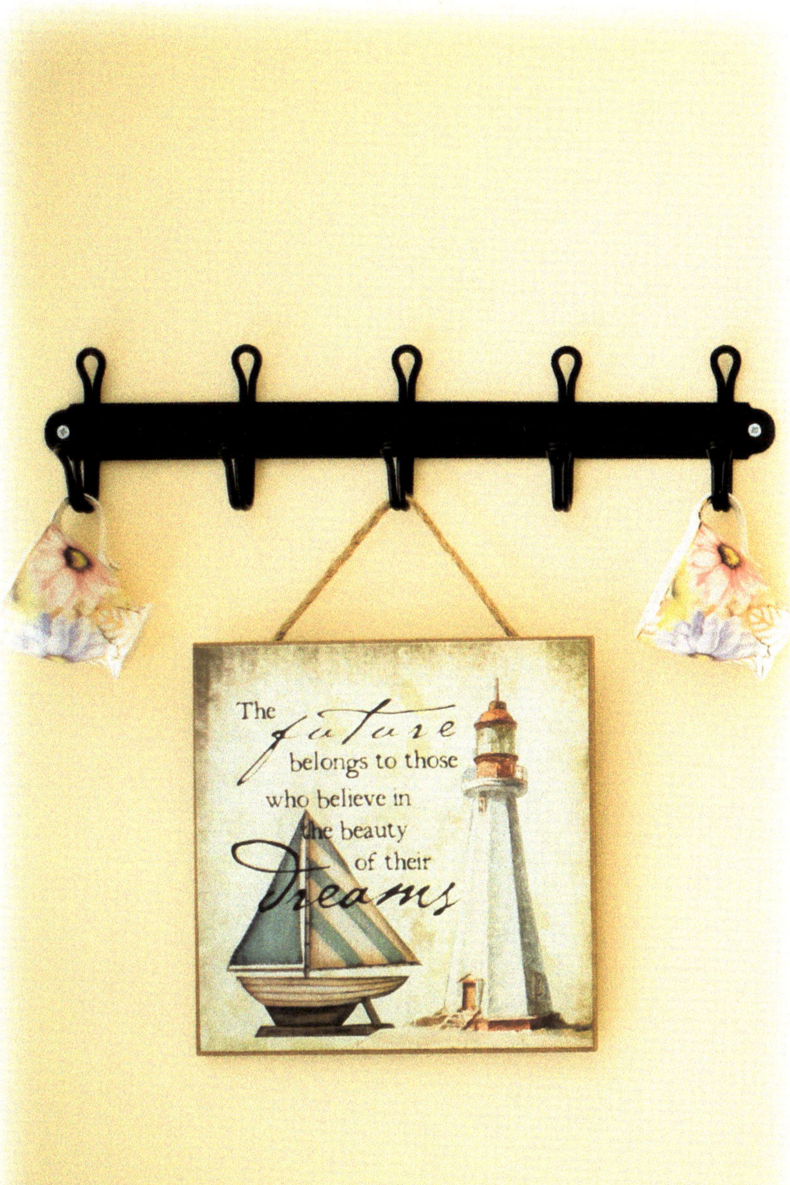
The future belongs to those who believe in the beauty of their Dreams
Foto: Nicole Heil

Dialog zwischen Liebe und Angst

Am Ende des Schreibprozesses für dieses Buch hörte ich einen Podcast, in dem eine Aufgabe gestellt wurde, die ich gleich in die Tat umgesetzt habe. Denn ein Teil von mir wollte das Geschriebene auf der Festplatte verstauben lassen. Es ist ein Dialog zwischen Liebe und Angst. Ich kann diese Übung nur empfehlen – sie befreit und nimmt einem schon beim Schreiben die Angst. Selbst dann, wenn, wie in meinem Fall, kein ganzes Buch daraus entstehen sollte.

Dialog

Für Situationen, in welchen du hin- und hergerissen bist und dir eine Entscheidung schwerfällt. Lass doch deine Liebe und deine Angst miteinander sprechen und schreibe es auf. Ich bin mir sicher, sie führen einen sehr bereichernden Dialog für deine Entscheidung.

Angst: Geh bitte, was hast du denn da geschrieben? Das Wenigste ergibt Sinn, und wer soll das Buch überhaupt lesen?

Liebe: Ich habe mir richtig Mühe gegeben, meine positive Energie einfließen zu lassen und das dem Leser auf unterhaltsame Art und Weise mitzugeben. Das wird dieses Buch auch ausstrahlen, und somit werden es die richtigen Leute in die Hand nehmen.

Angst: Gott bewahre! Dass es dann auch noch jemand liest und sich den Mund darüber zerreißt. Wir sind dann komplett angreifbar. Da steht ja alles schwarz auf weiß und kann nicht gelöscht werden, wenn es einmal veröffentlicht ist.

Liebe: Ich hoffe, dass es ganz viele Leute lesen werden und das ein oder andere Mal dabei schmunzeln oder sogar laut lachen. Das wäre einfach wundervoll. Mehr Liebe und Lachen braucht die Welt.

Angst: Warum schaust du immer auf die anderen? Solange wir genug lachen und es uns gut geht, passt das. Aber nicht zu laut und am besten im Keller. Die anderen müssen davon gar nichts wissen, besser, es bleibt unser Geheimnis. Was glaubst du, was die Leute sagen?

Liebe: Sie werden gar nichts sagen, sie werden es einfach fühlen. Ihr Brustraum wird warm, ihre Mundwinkel ziehen sich nach oben und schließlich spüren sie den Flügelschlag von Schmetterlingen im Bauch.

Angst: Bitte was? Bei mir zieht sich schon alles zusammen und Durchfall bekomme ich auch.

Liebe: Das hatte ich ehrlich gesagt noch nie. Ich fühle pure Lebendigkeit in mir.

Angst: Auf Lebendigkeit kann ich gerne verzichten. Ich will lieber nichts fühlen. Dann weiß ich, dass alles so vor sich hinläuft. Jeder Tag wie der andere, das gefällt mir am besten.

Liebe: Das glaub ich dir gerne. Das ist der Zustand, in welchem du und ich faul sein können. Nett für einen Tag oder einen Urlaub. Ansonsten ist Langeweile das Wort, das mir dazu einfällt.

Angst: Keine Ahnung, wovon du redest. Egal. Zurück zum Buch. Roten Faden find ich auch keinen. Kurzgeschichten mit mentalen Übungen zu mischen, ist einfach unprofessionell. Da fände ich es besser, wenn wir einfach zwei Bücher schreiben würden.

Liebe: Wer gibt denn vor, was professionell ist?

Angst: Ich!

Liebe: Weißt du, die Zukunft können weder du noch ich voraussagen. Deshalb: Hab ein bisschen Vertrauen!

Angst: Das sagst du immer. Auch wenn wir dann mit Vollgas gegen die Wand fahren.

Liebe: Da hast du recht, das sage ich immer. Lass mich dir eine Frage stellen. Wenn wir eine Kerze in einem ganz dunklen Raum anzünden, was gewinnt? Das Licht oder die Dunkelheit?

Angst: Ich gebe es wirklich nicht gerne zu, aber das Licht.

Liebe: Genau. Vertrau mir. Licht ist stärker als Dunkelheit, Liebe ist stärker als Hass und Lachen ist stärker als Miesepetrigkeit. Also lass uns dieses Buch zur Lektorin schicken und ich zeige dir, wie sich diese Schmetterlinge im Bauch anfühlen.

Angst: Okay, ich vertraue dir. Lass uns dieses Buch veröffentlichen.

Überraschung, die Liebe hat den Dialog gewonnen, somit kannst du dieses Buch jetzt in deinen Händen halten. Danke fürs Lesen. Übrigens: Ich finde, du hast ein sehr schönes Lächeln!

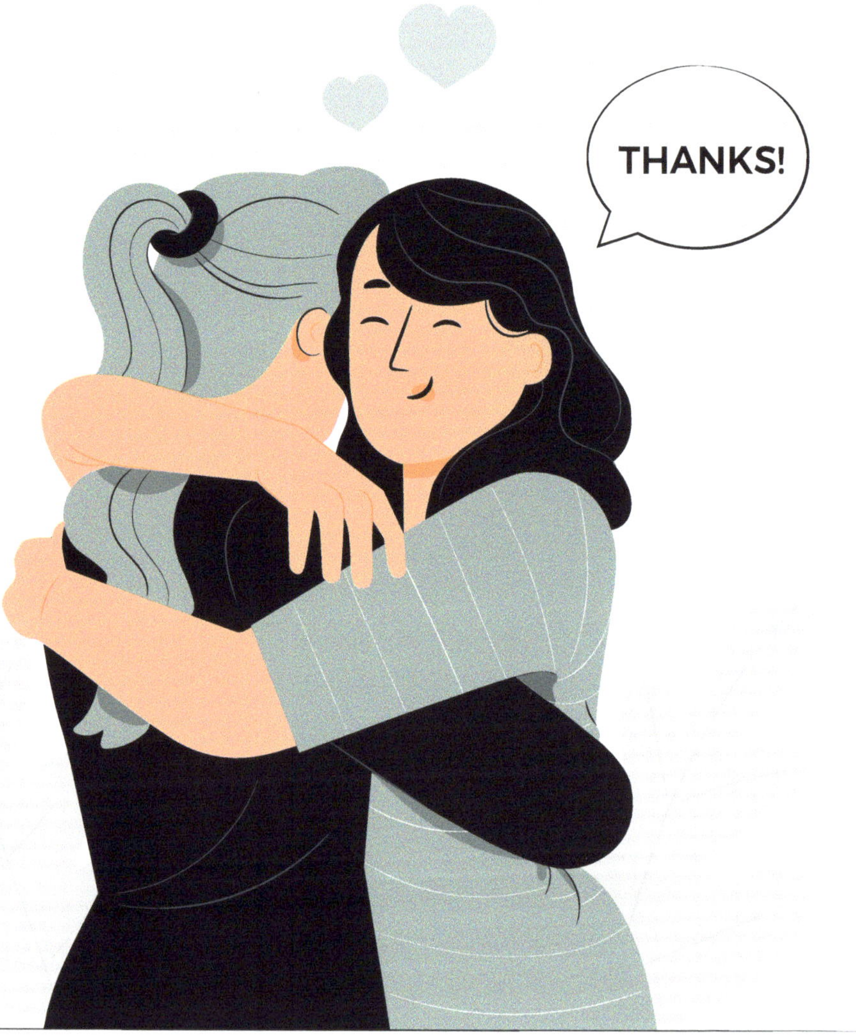
THANKS!

Danksagung

Ich danke meiner Familie für die seelische sowie physische Unterstützung. Danke Papa für dein handwerkliches Geschick und deine Begabung als Barista. Danke Mama und Tante fürs fleißige Rühren der Werbetrommel.

Danke auch an meine engsten Freunde, Eva, Ana, Julia und Julian. Für die vielen Besuche und eure offenen Ohren.

Danke ebenfalls an meine engsten Netzwerkkontakte, Susi, Nina, Uschi und Brigitte. Schön, wie wir uns miteinander freuen und füreinander da sind.

Lisa und Moni, danke für diesen wundervollen Ghostwriter Lehrgang, in dem ich mein Buch mit eurer Unterstützung schreiben konnte. Danke für euer Sein.

Danke an die beste Peergroup der Welt, Conny und Sontschi.

Und nicht zuletzt danke an die wahren Helden und Heldinnen meines Buches: meine Gäste. Danke fürs immer wieder Kommen und dafür, ein Teil meiner Geschichte zu sein.

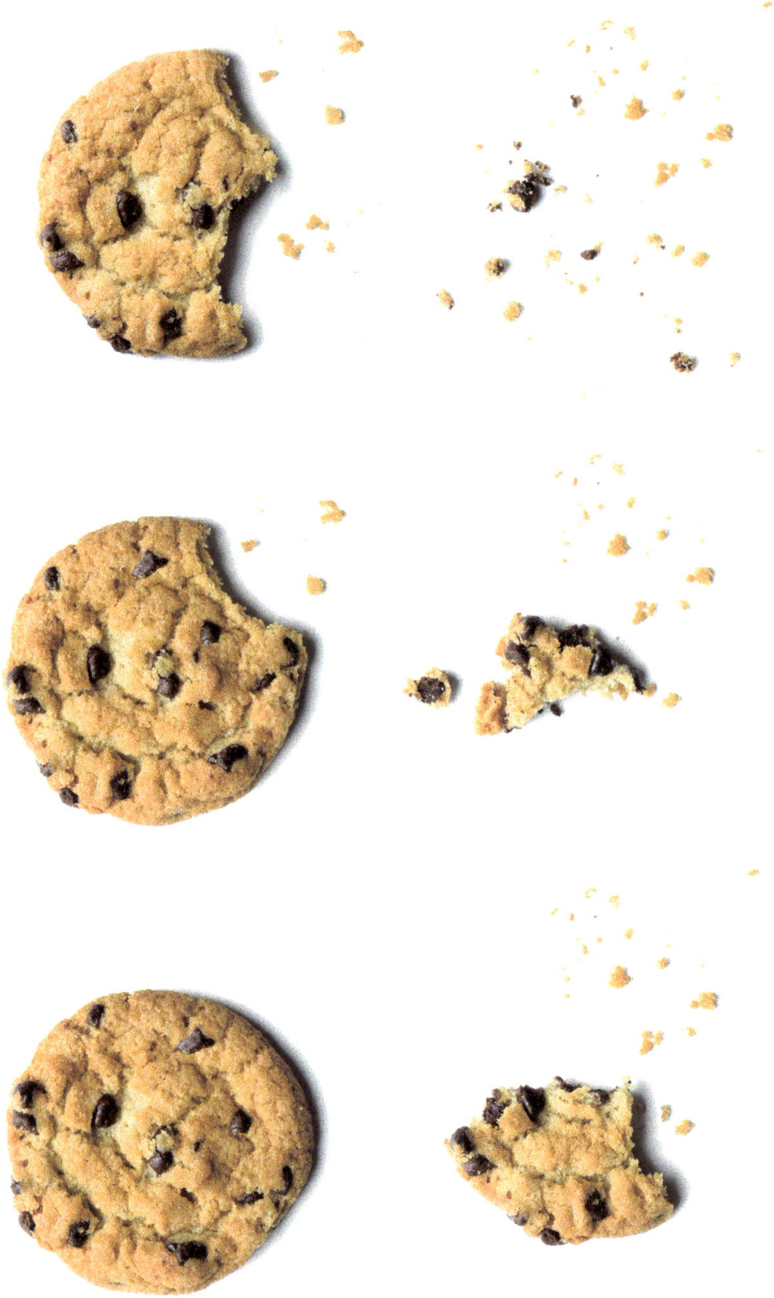

Spät, aber doch:

Das Cookies-Rezept

Hier noch das Rezept meiner Lieblingscookies, die ich ebenfalls im Café Zeitgenossin angeboten habe. Du hast vielleicht bemerkt, dass sich im Laufe dieses Buches das Herz immer mehr gefüllt hat, während die Cookies und der Kaffee in jedem Kapitel weniger wurden.

Damit du in keinen Kekse-Engpass kommst, schenke ich dir zum Abschied daher noch mein ganz persönliches Cookies-Rezept. So kannst du sie jederzeit zu Hause nachbacken.

Der Teig kann übrigens portionsweise eingefroren werden. Somit sind ofenfrische Kekse jederzeit verfügbar.

SCHOKO-BANANEN-COOKIES

Zutaten:

250g weiche Margarine oder Butter

250g brauner Zucker

1 Prise Salz

2 zerdrückte Bananen

1TL Vanillezucker

1TL Backpulver, ¼ TL Natron

360g Mehl

300g Schokotropfen oder

zerhackte Schokolade

Zubereitung:

- Margarine/Butter, Zucker, Vanillezucker und Salz schaumig mixen
- Zerdrückte Bananen einrühren
- Mehl, Backpulver und Natron mischen und alles durchmengen
- Schokolade in den Teig unterheben
- Mindestens eine Stunde kühlen
- Löffelweise auf dem Blech verteilen
- Bei 190 Grad Ober-/Unterhitze (170 Grad Umluft)
  ca. 12 bis 15 Minuten backen.

Nicht zu dunkel werden lassen.
Die Cookies trocknen noch nach, wenn sie abkühlen.

Für den Inhalt verantwortlich:

Kerstin Renner

www.kerstinrenner.at

Bilder und Grafiken: freepik, iStock